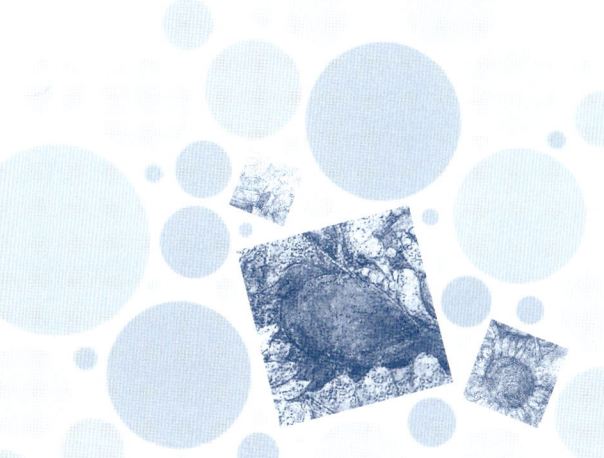

{Posttraumatic Growth}

PTG
心的外傷後成長
トラウマを超えて

近藤 卓 編著

金子書房

はじめに

　本書は，編者がカルホーン教授とテデスキー教授の講演を聞いたことがきっかけとなって，この世に生まれ出ることになった。それは2007年4月に，アメリカ・インディアナポリス市で開かれた，第29回ADEC（Association for Death Education and Counseling；死の教育とカウンセリング学会）でのことであった。
　2人が一緒に舞台に現れて，まるで掛け合い漫才のように展開されていく形式の講演も印象深かったが，そこで語られた初めて聞くPTG（Posttraumatic Growth；心的外傷後成長）という概念に，目からうろこが落ちる思いがしたのを昨日のことのように思い出す。そしてその直後に，前の年に出版されたばかりの"Handbook of Posttraumatic Growth : Resarch and practice"を手にして，この概念を一日も早くわが国で紹介しなければならないとの思いを，ますます強くしたのであった。

　過酷な体験をしたあとに，ストレス障害を発症するというPTSD（Posttraumatic Stress Disorder；心的外傷後ストレス障害）の概念は，すでに2007年の時点でも臨床家や研究者だけでなく，一般の人々にも広く知られるようになっていた。
　あとで知ったのだが，PTGについてもそのころすでに，わが国の少なからぬ研究者や実践家がその概念を理解し，研究も進められていた。しかしながら，不勉強な編者はその概念をその時に初めて耳にし目を覚まされたのである。本書を手に取られた方の多くが，その時の私と同じような体験を，今まさにされているのではないかと，密かに期待している。
　過酷な体験をするとストレス障害に罹患する可能性があるが，一方でそれをきっかけに成長する可能性もあるという指摘は，悩みや不安に苦しんでいるクライエントとのカウンセリングの臨床に長年携わってきた編者にとっても，一筋の希望の光を見いだしたように思われたのである。
　ただ，本文でも繰り返し触れられているが，過酷な体験をした人が単純に

i

はじめに

PTGの道を歩みはじめるわけではない。もがき苦しみながら，行きつもどりつし，揺れ動きながらPTSDとPTGが併存するような形で進んでいくことも多い。過酷な体験をした人がすべてPTSDに罹患するわけではないが，同じように，誰でもがPTGに至るわけではない。PTGを意識し強調するあまり，つらく苦しんでいる人を追い詰めたりするようなことがあってはならない。

上で述べたようなことも含めて，第1章ではPTGの概念と理論について解説する。続く第2章では，各論的にさまざまな場面でのPTGの事例や研究を紹介する。大震災，事故，がん，虐待，思春期・青年期の問題など，多様多岐にわたる論文を掲載する。最後の第3章では，PTGと関連する概念としてレジリエンスと曖昧性耐性を紹介したあとに，今後のわが国でのPTG研究の展望を試みる。

今回，こうして一冊の本としてPTGの理論と研究をまとめてみると，当初の一種の興奮状態にも似た勢いこんだ気持ちが少しばかり収まり，さまざまな思いがふつふつと湧いてくるのを感じる。

そのひとつは，PTGという概念，とりわけ「成長」という考え方が日本の文化になじむのか，という漠然とした思いである。本書を手にされたばかりのみなさんの読書意欲をそぐような話になって恐縮であるが，最終章の末尾でこのことについては議論する。

「成長」というより，むしろ「起き上がり小法師」のようにもとの状態にもどることに価値を見いだす心性を，私たちは有しているのではないか。PTGについて十分に議論を尽くしてからの話かもしれないが，今後の方向性として，いわば日本の文化に適合し，日本人の心性になじむ「私たちのPTG」をめざす必要があるのかもしれない。

本書を読み通したうえで，読者のみなさんにもそのことを考えていただきたいし，ともに智恵を集めて議論していきたいと願っている。本書が，そのことの出発点となれば，それは編者にとって望外の喜びである。

2012年6月

編者　近藤　卓

目 次

はじめに　i

第 1 章　PTG の概念と理論　　1

1　PTG とはなにか──誕生は命がけそして成長，生きることは PTG そのもの　近藤 卓　2
　(1)　生まれながらに体験する PTG　2
　(2)　PTSD 研究から PTG の研究へ　3
　(3)　PTG の概念　5
　(4)　PTG をどうとらえるか　7

2　身近にある PTG　近藤 卓　10
　(1)　人間と感動　10
　(2)　身近なストレスが成長を促す　12
　(3)　遊びの必要性　13
　(4)　「遊び」の曖昧さ　15
　(5)　「曖昧さ，回復，成長」それらを支える根　17

3　研究対象としての PTG──『PTG ハンドブック』を概観して　近藤 卓　19
　(1)　PTG の意味すること　19
　(2)　PTG を科学する　21
　(3)　「ハンドブック」で扱われている研究領域　22
　(4)　まとめ　27

4　自尊感情と PTG──SOBA-SET と PTGI による調査から　近藤 卓　29
　(1)　PTG と関連する要因　29
　(2)　方法と対象　30
　(3)　調査内容　30
　(4)　結果　31
　(5)　考察　34
　(6)　まとめ　35

目　次

第2章　さまざまな場面での PTG　37

1　大震災と PTG　　我妻則明　38
　（1）阪神・淡路大震災での PTG　39
　（2）東日本大震災での PTG　44
　おわりに　46

2　突然の死により遺された遺族の成長に関する一考察　　米田朝香　48
　（1）PTG（心的外傷後成長）　48
　（2）遺族の悲嘆過程にみられた能動的な選択行為　51
　おわりに　55

3　看護師の悲嘆とレジリエンス　　下稲葉かおり　58
　（1）背景　58
　（2）研究方法　59
　（3）結果・考察　59
　（4）提言　66
　おわりに　66

4　遺族ケアの基本姿勢とアセスメントの重要性　　松原芽衣・大西秀樹　69
　（1）臨床における基本姿勢　69
　（2）アセスメントの重要性　73
　おわりに　74

5　長期にわたる喪失経験による PTG──PTG を支える「プロセス」の重要性　　飯牟礼悦子　77
　（1）長期にわたる喪失経験とは　77
　（2）慢性疾患という経験がもたらす PTG の様相　78
　（3）PTG が発生するまでの「プロセス」の重要性　81
　（4）まとめ　84

6　がん終末期患者と PTG　　中尾正寿　86
　（1）死の認識と衝撃　88
　（2）心理的なもがき・苦悩　90
　（3）がん終末期患者にみられる PTG　93

7　悲しさは変わらない，でもそれでいい　　松原芽衣　97
　（1）事例の概要　97

（2）実際の記録から　98
　おわりに　106

8　小児がん経験者の精神的成長　　　　　　　　　　　　上別府圭子　107
　（1）小児がんと Posttraumatic Stress Disorder/Symptoms　107
　（2）肯定的な変化への着目　108
　（3）小児がん経験者の肯定的変化　108
　（4）日本の小児がん経験者における PTG　110
　（5）研究の動向　114
　（6）小児がん経験者の精神的成長を支える　116

9　子どもの性的虐待サバイバーと PTG　　　　　　　　　北山秋雄　120
　（1）事例　120
　（2）討論　122
　おわりに　127

10　子ども・いのちの教育・PTG　　　　　　　　　　　　竹内幸江　129
　（1）いのちの教育の目的と内容　129
　（2）子どもがいだく死のイメージ　131
　（3）いのちの教育にみられる子どもの反応　133
　（4）PTG を見すえたいのちの教育のあり方　134

11　子どもの元気と SRG（Stress Related Growth）　　　　野井真吾　136
　（1）"からだのおかしさ" への注目　136
　（2）子どもの "からだのおかしさ" に関する "実感"　137
　（3）子どもの自律神経機能（≒からだ）と高次神経機能（≒心）に関する "事実"　139
　（4）まとめにかえて　142

12　思春期の成長関連要因と PTG　　　　　　　　　　　　青木亜里　146
　（1）思春期の子どもたちの健康課題　146
　（2）小中移行期における生活いきいき感（QOL）の短期縦断研究　148
　（3）第二次性徴の発現と生活いきいき感（QOL）の関連性　152
　（4）思春期という「トラウマ」を超えて　155

13　高校生の事例からみる PTG　　　　　　　　　　　　　弓田千春　158
　（1）スクールカウンセラーとしてのかかわりから　158
　（2）オープンルームの利用と PTG　160

目　次

　　(3) 東日本大震災と生徒の PTG　164
　　(4) まとめ　166

第3章　PTG とその周辺　169

1　アメリカにおける PTG 研究──文化的観点から　宅　香菜子　170
　　(1) PTG と文化に関する研究　171
　　(2) アメリカにおける現在の PTG 研究と文化の果たす役割について　175
　　おわりに　178

2　レジリエンスの理論と測定　小塩真司　183
　　(1) 回復する子どもたち　183
　　(2) レジリエンスの要因　184
　　(3) レジリエンスを測定する尺度　185
　　(4) レジリエンスを測定するとは　187
　　最後に　189

3　曖昧性耐性の理論と測定　西村佐彩子　192
　　(1) 曖昧性耐性とは　192
　　(2) 曖昧性耐性の測定　194
　　(3) 曖昧さへの耐性と適応という視点　197
　　おわりに　199

4　PTG 研究の今後の展望　近藤　卓　202
　　(1) ASD と PTSD　204
　　(2) 過酷な体験後の成長　205
　　(3) 曖昧性耐性　206
　　(4) レジリエンス　208
　　(5) デジタル・ネイティブの子ども　209
　　(6) 子どもにとって身近な曖昧な場所　211
　　(7) 今後の展望　212

索引　216

編者紹介　222

執筆者一覧　223

第 1 章

PTG の概念と理論

1 PTGとはなにか
――誕生は命がけそして成長，生きることはPTGそのもの

近藤　卓

(1) 生まれながらに体験するPTG

　心的外傷体験について，わが国では1995年の阪神・淡路大震災を契機に，PTSD（Posttraumatic Stress Disorder；心的外傷後ストレス障害）やASD（Acute Stress Disorder；急性ストレス障害）等の心的外傷後の障害についての理解が進み，その対応や治療についての研究や対応の実践が広がりつつある。

　そうした知見が，2011年3月11日の大地震およびそれに続く津波被害，さらには福島第一原子力発電所の事故などによる，広範で多数の被災者の心の問題への対応に生かされている点は少なくない一方で，あとの章でみるように問題がないわけではない（第2章1参照）。つまり，心的な外傷を生じさせるような過酷な体験をすると，すべての人がストレス障害を引き起こすような思い込みが，たとえば学校教育の現場で広がっている。

　しかし，APA（American Psychiatric Association；アメリカ精神医学会）の精神疾患に関する診断基準であるDSM-Ⅳ-TR（APA，2000　高橋他訳2004）にもみられるように，PTSDの発症率は30～50％である。つまり，少なくとも半数～7割の人は，PTSDを発症しないかもしれないのである。そして，PTSDを発症したとしても，その病状の経過には大きな個人差があり，一律に論じることはできない。さらには，PTSDを発症しても，それと併存する形でPTG（Posttraumatic Growth；心的外傷後成長）が起こる場合もあるし，PTSDを発症せずにはじめからPTGに至る場合もあるのである。

　では，どういった人が，どういう場合，どのような時期に，またどのような機序によってPTSDを発症し，あるいはPTGを生み出すのか，そのことを明

らかにしたいと考えるのは不思議なことではないであろう。このことについての素朴な問いかけから，本書の構想がスタートしたといっても過言ではない。

そもそも，人がこの世に生まれ出るという体験そのものが，厳しく過酷な体験なのではないだろうか。医学の進歩や公衆衛生の向上，あるいは健康教育の浸透などによって周産期の死亡率が低下したことは間違いない。しかしながら，だからといって妊娠や出産，誕生がヒトという生物にとって，容易で安易に考えてよい出来事だというわけではない。

そうした，誕生といういわば「過酷な体験」を経てこの世に生まれ出た私たちは，その体験を力にして成長してきたのではないだろうか。私たちは誰でも，誕生という外傷体験を乗り越えて成長を遂げるという，まさにPTGを生まれながらに体験してきているといえる。

さらに，この世に生を受けてから後の日々の生活にも，ストレスはつきものである。暑さ寒さなどの自然現象，騒音や大気汚染などの人為的な悪環境など，物理化学的なストレッサーをあげれば枚挙にいとまがない。また，日常の社会生活においては，受験や競争，過密な都市生活などの社会的なストレッサーも過酷である。さらには，身近な人間関係における心理的なストレスも，近年ではきわめて大きな問題となっている。一概にはいい切れないが，2012年現在で10年以上続く年間3万人超の自殺者の問題の背景には，こうした心理的・社会的ストレスが横たわっているのではないだろうか。

そうした社会状況のなかで，それでも私たちは困難やストレスを乗り越えながら生活し生きつづけている。そうした意味では，PTGは特殊な事態でもなければ，稀有な出来事というわけでもない。私たちにとって，きわめて身近で現代的なテーマであるといわざるをえないだろう。

(2) PTSD研究からPTGの研究へ

よく知られているように，この領域での先進国であるアメリカでは，1960年代以降ベトナム戦争の帰還兵の問題としてPTSDに関心が集まり，さらに1980年代に入ってから新たにPTGについての研究が始まっている。

PTGとは心的外傷を負うようなつらい体験のなかから，より人として

成長していくことを示し，2006年には，その集大成として"Handbook of Posttraumatic Growth ; Research and practice"（Calhoun & Tedeschi, 2006）が出版されるなど，アメリカではすでにPTGについての一定の研究成果が蓄積されている。

　同書の編著者の2人，カルホーン教授（Calhoun, L.）とテデスキー教授（Tedeschi, R.）は，2007年4月にインディアナポリスで開催されたADEC（Association for Death Education and Counseling；死の教育とカウンセリング学会）において基調講演を行うなど，この分野のパイオニアであり第一人者である。これまで，10年以上にわたって研究し構築してきたPTGの理論と方法の集大成として，同書は構成されている。

　筆者は，これまで継続的にADECに参加し，日本における「いのちの教育」に関する研究発表やシンポジウムを行ってきた。そうしたなか，偶然両教授による基調講演を聞く機会を得た。それまでまったく耳にしたことのない概念で，彼らの話を聞いたときに非常に衝撃を受けたのを覚えている。

　余談であるが，同学会では連日行われるレセプションのひとつに，関連書籍の著者が一堂に会してサイン会を行う形式のものがある。その席で，筆者はカルホーン教授とテデスキー教授の両著者と言葉を交わし，真新しい彼らの本を手にしたのである。その際に筆者の名刺を見たカルホーン教授に，「君の姓はtakuか？」とたずねられた。「姓はkondoで，takuはファーストネームだ」と答えると，テデスキー教授と目を合わせながら，けげんそうな表情をしている。しばしのやりとりの後，彼らとともに研究をしている日本の若き研究者である宅 香菜子氏のことが頭にあり，彼らにとってはtakuがファーストネームであることが，なかなか理解できなかったということがわかったのであった。

　閑話休題。

　わが国でも，先に述べたように東日本大震災を契機として，PTSDなどへの対応や治療について研究が今後進んでいくなかで，いずれは障害の克服から一歩進んで，PTGに関心が向かう時がくるであろう。震災で多くの人が心の傷を負ったと思われる状況下，心理的回復をめざすのみならず，人間的成長につながる概念を紹介することは，そのような人たちのため，またこの分野の研究と実践の今後の方向性を指し示すうえでも，大きな意義があると考えられる。

こうした現状把握を踏まえて，本書を企画したのである。

　こうした状況に至る伏線のように，筆者がカルホーン教授らと出会いPTGの概念をつぶさに知ることとなったことには，なにか因縁めいたものを感じるのである。

(3) PTGの概念

　このあたりで，そろそろPTGの概念を明らかにしておく必要があるだろう。カルホーンらは，その著書（Calhoun & Tedeschi, 2006）のなかで，繰り返し次のように述べている。つまり，「困難な人生の苦しみこそが，人を変え成長させるという考え方は，時として非常にポジティブなものだが，なにもそれは社会学者や心理学者あるいは臨床家によって"発見"されたわけではない。（中略）つまり，少なくともある人々にとっては，大きな受難や喪失といったトラウマとの遭遇が，個人の大きなポジティブな変化を導く」というのである。

　ただ，こうした"ポジティブな変化"つまり成長が，どのような機序によって引き起こされ，また場合によっては引き起こされないのか，そうした点についての"科学的な"考察がこれまでなされてこなかったと指摘しているのである。

　さて，それではPTGはどのような機序で起こるのだろうか。その過程はPTGの包括モデルとして，図1-1のように示されている。

　過程の第1段階目は，挑戦（Challenges）である。外傷体験をした個人は，その体験によって引き起こされた内面の変化に対して，さまざまな挑戦を行う。そのひとつは，嘆きの管理（Management of Emotional Distress）であり，2つ目は信念と目標の確認（Beliefs & Goals）そして物語ること（Narrative）である。これらの「挑戦」が順調にできた場合には，PTGへ向かう次の段階へと進むが，そうでない場合には一気に嘆き・悩み（Distress）へと進んでしまう。

　挑戦を経た後，私たちは沈思黙考・反すう（Rumination）の作業にかかることになる。ただし，このきわめて個人的かつ内面的な作業は，ほとんど無意識的かつ侵入的（Mostly Automatic & Intrusive）に行われる。その作業は，自己開示（Self-Disclosure）つまり体験自体や体験に伴って起こった心的変化

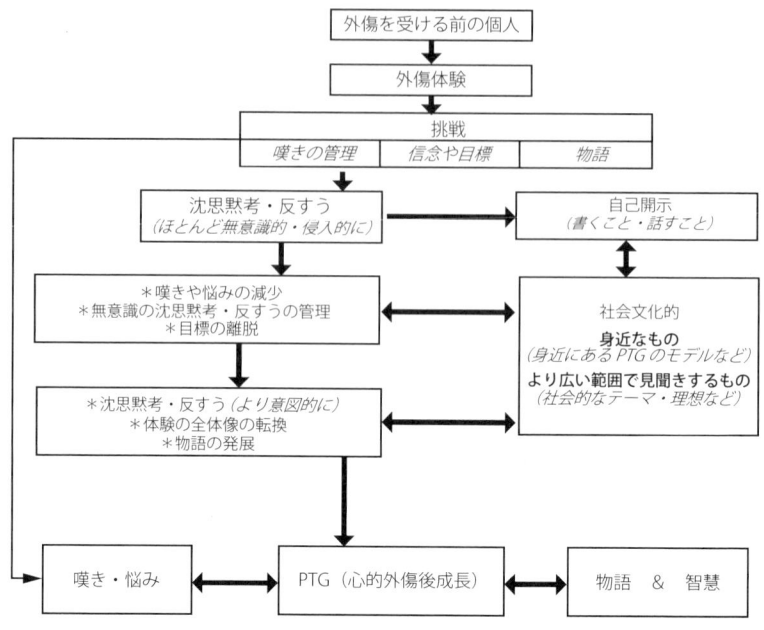

図1-1　PTGの包括モデル（Calhoun & Tedeschi, 2006より筆者翻訳引用）

の過程を，書いたり話したりすることと並行して行われる。

　ここまで進むと，作業はより表面化したものとなっていき，場合によっては社会文化的（Sociocultural）な身近にあるPTGモデルや，より広い範囲で見聞きするような社会的なテーマ・一般的な理想をめざしたモデルを参照する。そして，より意図的な反すうや体験の全体像の転換などが行われ，最終的なPTGの段階へと進んでいくというのである。

　子どもが外傷的な体験をした際のPTGまでの過程は，一般的な流れとは異なったモデルで示されている。図1-2にあるように，外傷体験をした際にそれを評価し沈思黙考と反すうの段階に至るのは，大人の場合と同様であるが，一方で養育者の外傷体験後の反応（Caregiver's Post-trauma Responsiveness）が，その後のPTGまでの過程に大きな影響を与えることとなる。つまり，養育者（親）の穏やかな精神状態や，ふだんからの親子の良い関係，悲嘆やストレス

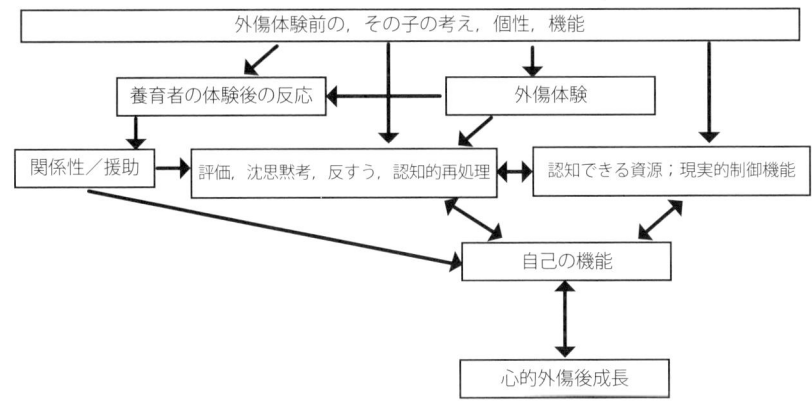

図1-2　子どもの心的外傷後成長の仮説モデル（Kilmer, 2006 より筆者翻訳引用）

に対する適切な対処などが，重要な要素となってくるのである。

その後の過程では，その子自身が持っているさまざまな能力（Competence），つまり問題に対処したり乗り越えたりする力や，自己効力感，さらには人間関係の調整力，未来への期待や希望を持てるかどうかなどが最終的には重要になってくるという。

(4) PTG をどうとらえるか

筆者の研究テーマのひとつに「いのちの教育」の理論的・実践的研究がある。先にカルホーン教授らとの出会いについて触れた際に，その場所が ADEC というアメリカの学会会場だったと述べた。

この学会は，その名のとおりアメリカとカナダにおけるデス・エデュケーションとグリーフ・カウンセリングの学会である。例年，アメリカとカナダの各都市を巡回しながら，大規模な年次大会を開催している。筆者は近年ほぼ毎年この学会に参加し，研究発表やシンポジウムなどを行ってきた。

ただ，筆者らの考える「いのちの教育」とデス・エデュケーションは，似て非なるものであると考えている。その根本的な差異は，「いのち」の概念と

「デス」との距離にある。私たちの日本の文化にとって，「いのち」とは生物としての人間の単なる生命や命ではなく，誕生から死までのあらゆる人としての営みを含むものである（近藤，2007）。人とのかかわりや出会い，大切なものや，日常の出来事など，生活の中でのあらゆるものを包含する概念である。

そうした理解を踏まえて考えると，デス・エデュケーションの知見をそのまま「いのちの教育」の理論や方法として取り入れることには注意を要することがわかる。たとえば筆者は，家庭で飼っていた金魚が死んだ際の，親子のかかわり方について，「いのちの教育」の視点からひとつの提言をしてきた（近藤，2009）。それは，生き物の死を悼む気持ちを親子で共有する機会として，金魚の墓を作って埋葬するという，多くの家庭で繰り返されてきた習慣を大切にしたいという思いである。

しかしながら，この習慣や考え方をアメリカやカナダの人々に紹介したところ，予想に反した大変な反応が得られた。それは，金魚を埋葬するという行為そのものが，理解できないというのである。彼らにとって死んだ金魚はすでに物体と化していて，生ごみとして捨てようがトイレに流そうが，なんら問題はないというのである。

このように，文化的な背景の違いから，生き物に対する態度や考え方，さらには教育方法には大きな違いがあることがわかる。ただ「いのちの教育」に比べると，格段に長い歴史を持っているデス・エデュケーションの考え方などから学ぶべき点も少なくない。そうした意味で，十分に注意を払いつつ，取捨選択を行いながらその知識を応用し活用していくことが肝要なのではないだろうかと考えている。

PTGについても，デス・エデュケーションの場合と同じような事情があると考えられる。結論的にいえば，PTGをそのまま導入して事足れりとするのでなく，日本の文化に即した「PTG的ななにか」を，私たちは今後考えていく必要があるであろう。

たとえば，アメリカで開発されたPTGの程度を測るための尺度であるPTGI（Posttraumatic Growth Inventory；外傷後成長尺度）は，アメリカの文化を背景としているがゆえに，アメリカ人にとってなじみのある項目によって構成されているのは当然であろう。

したがって，それをバック・トランスレーション（近藤，2010）を行うなどの手続きを踏んで，細心の注意を払って翻訳して日本語版を作成したとしても，そこで問われている行動や態度などそのものについては変えようがない。すると，日本人としてはどこか腑に落ちない，得心のいかない項目に仕方なく回答することになる。そのようにして調べた結果が，はたしてPTGの尺度得点として，どの程度の信頼性と妥当性を持ちうるのかという疑問が出てくるのである。

また，そもそもトラウマティックな体験をしたあとで成長を遂げること，つまりネガティブな状態から一気にポジティブな変容を果たすことが，私たちにとって自然なことといえるのかについても議論の余地がある（第3章1参照）。諸行無常を無意識のうちに内包している私たちの文化にとって，二元論的にネガティブとポジティブで事態を解釈しようとするデジタルな発想は，なじまないようにも考えられる。

本書は，こうした点をしっかりと意識したうえで，PTGの考え方とその可能性を，総論的かつ各論的に多方面から探ってみようという試みなのである。

文献

American Psychiatric Association (2000). Diagnostic and statistical manual of mental disorder (4th ed. text rev.). American Psychiatric Association.
（アメリカ精神医学会　髙橋三郎・大野　裕・染矢俊幸（訳）(2004). DSM-Ⅳ-TR 精神疾患の診断・統計マニュアル（新訂版）　医学書院）

Calhoun, L. & Tedeschi, R. (Eds.) (2006). The foundations of posttraumatic growth: An expanded framework. In L. Calhoun & R. Tedeschi (Eds.), Handbook of posttraumatic growth: Research and practice. London: Lawrence Erlbaum Associates.

Calhoun, L., & Tedeschi, R. (Eds.) (2006). Handbook of posttraumatic growth: Research and practice. London: Lawrence Erlbaum Associates.

Kilmer, R. P. (2006). Resilience and posttraumatic growth in children. In L. Calhoun and R. Tedeschi (Eds.), Handbook of posttraumatic growth: Research & practice. London: Lawrence Erlbaum Associates.

近藤　卓（編著）(2007). いのちの教育の理論と実践　金子書房
近藤　卓 (2009). 死んだ金魚をトイレに流すな――「いのちの体験」の共有　集英社新書
近藤　卓 (2010). 自尊感情と共有体験の心理学――理論・測定・実践　金子書房

2 身近にあるPTG

近藤　卓

(1) 人間と感動

　これまで筆者は，ずいぶんとたくさんの方々に話を聞いていただく機会を得てきた。2011年の1年間だけを振り返ってみても，北は北海道から南は沖縄まで，40か所以上の講演会や研修会にお邪魔したことになる。小学校の校内研修会で20数名の先生方と膝を突き合わせて議論したり，大ホールで1,000名を超える養護教諭の先生方に話を聞いていただいたりと，盛りだくさんな1年であった。

　筆者の話は，ここのところ一貫して自尊感情と共有体験，それにもちろんPTGなどにまつわる事柄である。それに，ご希望によってはカウンセリングの技法や考え方，いのちの教育の方法や理論などを交えてお話ししている。多くの場合，とても話に共感したとか，腑に落ちたとの感想をいただく。

　お話しする時間の長さは20分から2時間までとさまざまである。なかには，ある県の総合教育センターでの企画のように，午前中は3時間ほどの講演，午後は3時間ほどのワークショップと6時間にも及ぶ場合もある。

　ユーモアを交えた話術の巧みさ，声のトーン，間の取り方など，お話をする際の技術的なことで，こうした共感が得られるのであろうか。筆者は，そうは思ってはいない。もちろん，そうした技術的なことも，とても大切だと思うし，そうした技術を向上させるために筆者なりの努力はしている。しかし，そうしたことだけで共感を得ることはできないだろうと思っている。

　やはり，一番大切なことは，その話の内容が核心をついていることなのではないだろうか。筆者の話は，間違いなく核心をついていると思う。自慢ではな

く，それは事実である。それは，筆者の頭の中から出てきただけのものではないからである。それは，筆者の考えたことの上に研究室の学生諸君との議論があり，さらに多くの小学校・中学校・高等学校の先生方との議論が積み重ねられた末に形作られた理論だからなのである。だから，実態に即していて，事実をよく説明している。これほど強いものはないし，それがゆえに共感を呼び，時に感動していただけるのであろう。

　人間は考える葦である。人間は道具を使う動物である。人間は二足歩行をする動物である。人間についてのさまざまな定義がある。ある落語家が「人間は感動を求める動物である」と言っているのを，ラジオで聞いたことがある。ただ驚いたり，怖がったり，苦しんだり，喜んだりするのではなく，感動するのが人間であり，さらにその感動を求めて行動するのが人間だというのである。

　たしかにわが家の犬たちも，驚いたり苦しんだり喜んだりしているのはわかるが，感動しているかどうかは定かではないように思える。私たちが，わざわざ映画やドラマを見たり，演劇やコンサートに出かけて行くのは，感動したいからなのであろう。

　さまざまな感動物語のタイプがあるが，なかでも感動的なストーリーは，主人公が過酷な運命を背負っていながら苦闘の末に，ひとつの高みに達し人格的に成長するというものではないだろうか。

　いのちの教育を考えるときに，映画『千と千尋の神隠し』を例にあげて話をすることがある。この映画は，いのちをテーマにした物語であると同時に，成長物語でもある。簡単にいってしまえば，これは千尋という名の10歳の少女が，過酷な体験を経て成長する物語である。映画の冒頭で彼女は，見知らぬ場所に迷い込み，親を失い，名前を奪われ，これまで経験したことのないような労働に従事するという，ありえないほど過酷な体験をする。ただ彼女はその後，心を通わせることのできる友人たちと出会い，そうした仲間たちと運命をともにするなかで，少しずつ成長していく。

　PTGは，トラウマティックな体験のあとで，精神的に成長を遂げるという現象のことである。トラウマティックな体験，つまり死を身近に見聞きするような過酷な体験をした際に，かなりの率でPTSDを発症するが，一方でそれと並行して，あるいはその後にPTGが生じることもあるというわけである。

PTGは，詳細は別項にゆずるが，ある心理尺度によれば，次のような4つの領域で現れるということであった。つまり，人を頼りにできることがよりはっきりとわかったり，新たな関心事を持つようになったり，自らを信頼する気持ちが強まり，自分の命の大切さを痛感するようになるということである。

過酷な体験を，これでもかというほど重ねた千尋は，普通のどこにでもいる10歳の少女から，友人を思い，助け合い，命の大切さに気づき，自分の責任を自覚し，自分の足で立ち上がる自律的な一人の人間へと，成長を遂げたといえるであろう。

(2) 身近なストレスが成長を促す

ただ，こうした精神的な成長は，文字どおりのトラウマティックな体験だけでなく，日常のちょっとしたストレスや困難，あるいは別離や喪失といった体験においてもみられることではないではないだろうか。事実，高校生にインタビューをして，日常のそうしたストレスフルな体験を通して精神的な成長を感じたという事例を分析した研究もある（宅，2010）。

その事例をみると，ストレス体験としては高校受験のための勉強や，祖母の死，停学，部活動，成績（赤点），バンドの練習，友人関係，恋人に黙っていたことがばれたこと，人との別れといった具合に，普通の高校生のなにげない日常の出来事が，成長のきっかけになったということである。

そう考えると，千尋のような過酷な体験を経なくても，子どもたちは日常の普通の生活におけるストレスから，なにかを学び取り成長を遂げているのだと思える。大人と子どもの違いのひとつは，そのあたりにもありそうな気がする。つまり，ストレスに真正面からぶつかっていきそれを成長に生かすか，それともただ単にストレスを避けるかの違いである。冬の寒さもストレスの原因（ストレッサー）である。寒いからとコタツに丸まって動かない大人と，寒い中を走り回って遊ぶ子ども，そこに大きな違いがある。走り回る子どもは成長するが，コタツに丸まっている大人は成長どころか退化していくであろう。

筆者は，2011年秋の健康診断で中性脂肪の値がC評価となった。その前年の診断でもC評価だったので，1年間天ぷらをはじめとした油ものを絶って，

自分なりに節制してきたつもりだった。それでも，相変わらずのC評価だったのである。そこで，今回は食事制限はそこそこにして，運動を始めることにした。まずランニング・シューズと運動着を新調した。真っ赤なシューズと，赤のラインの入った黒い運動着である。高校時代陸上部だったりフットサルをやっていたという大学院生，それに現役の陸上部員やチアリーディング部員の学生たちにつき合ってもらって，放課後のキャンパスを走りはじめたのである。

　これまで30年以上にわたって，日夜腕立て伏せ，腹筋・背筋運動，ストレッチなどを続けてきたが，これらは体型維持には多少役立つかもしれないが，私にとっては脂肪を燃やすほどの効果はないのということなのであろう。ほんの30〜40分のウォーキングとランニングであるが，日に日に体が軽くなっていくのを実感できるし，ほどよい疲れが心地よく感じられる。適度なストレスは，この60代も半ばの心身をも，確実に成長させてくれるのである。ストレスが成長を促すという，身近な例のひとつである。

(3) 遊びの必要性

　年度替わりの時期は，なんとなく気持ちが落ち着かない。寂しさとうれしさ，別れと出会いの不安や期待の入り混じった，不思議な気分である。梅や桃の花に次いで，桜の花が咲きはじめ，春の気配が列島の南から少しずつ進んでくる。冬の寒さに耐え，長い準備期間を経て，ようやく花開く季節が訪れるのである。

　日本の学校教育では，長らく4月に新入学・新学期を迎えることが続き，定着していた。桜の花が，卒業や進学と重なって，私たちにとっていっそう印象深く，思い出深いものになっている。毎年この季節には，"桜"や"卒業""入学"をキーワードにした曲がテレビやラジオから流れる。

　そんな私たちの日常にも，グローバル化の波が押し寄せようとしている。2012年に入って，東京大学が9月入学を具体的に検討しはじめた，との新聞報道があった。それと歩調を合わせて，他にも11ほどの大学が9月入学をめざしているという。欧米先進諸国を中心とした多くの国の教育制度が，9月を学年の区切りとして動いている，というのが一番大きな理由のようである。それと合わせることによって，互いに留学などの交流がいっそう促進されるだろ

うというわけである。

　ただ，そうした場合，国内の他の大学や高校との関係はどうなるのだろうという問題も提起されている。高校が大学に合わせれば，中学校も高校に合わせる必要があるし，それに小学校や幼稚園・保育所も合わせなければならないというのである。つまり，わが国の学校教育の全体的な見直しにもつながっていく可能性のある，かなり大がかりな問題だというわけであり，東京大学と，それに追随する少数の大学だけの問題ではないというのである。

　しかし現実問題として，そう簡単に高校などの学校が卒業時期を変えることはないであろう。すると，高校卒業から大学入学までの半年間に空白が生じることになる。そうした卒業と入学のギャップを逆手にとって，その間にふだんできないことをやって視野を広げてもらいたい，という期待も大学側にはあるようである。欧米の大学でいうギャップイヤーの活用である。ただ，そうすると，高校を卒業してから大学を経て就職するまでの期間が長くなり，家庭の経済的負担が増えるという問題も出てくる。

　筆者の所属している東海大学では，10年ほど前から4月と9月に入学式を行っている。もちろん，入学試験も年に2度やるし，卒業式も2度ある。やはり多くの学生が4月に入学し，3月に卒業していくが，9月入学で9月に卒業する学生も少なからずいるし，なかには4月に入学して4年半かけて9月に卒業する学生もいる。もちろん，9月に入学して4年半かけて3月に卒業する学生もいる。そんな柔軟なやり方もよいのではないかと思うし，ひとつに決めつけないで，曖昧さを残すということもよいのではないかと思うのである。

　「遊び」という言葉は，自動車の"ハンドルの遊び"のように，曖昧で定まらないことの代名詞のようにも使われる。少しばかり表現は悪いが，高校卒業と大学入学の間のギャップの期間を，学校教育における「遊び」としてとらえることはできないだろうか。ギャップイヤーの間は，卒業してしまったので高校生ではないし，まだ入学していないので大学生でもない。だからといって，もちろん大学入学が決定しているので受験浪人生でもないし，社会人でもないという，なんとも曖昧な存在になるわけである。

　ハンドルの遊びのように，「遊び」は時に必要で，システム全体の維持のためにけっこう大事なことなのかもしれない。そう考えると，十数年に及ぶ学校

教育の道のりの，途中に置かれた「遊び」というのも，意外にいいものかもしれない。青年期は，さまざまな社会的義務について，実行を猶予されているモラトリアムの時期だともいわれる。そんな長いモラトリアムの期間に，さらに入れ子のように短いモラトリアムを置くのはどうかとも思えるが，それほどに現代社会は込み入った社会なのかもしれないとも考えられる。

(4) 「遊び」の曖昧さ

さて，ここで文字どおりの「遊び」そのものについて，少し考えてみたい。遊びというものは，そもそも曖昧で定まらないものなのではないか，という見方もできる。外で遊ぶ子どもの様子を見ていても，ルールは明文化されているわけではないので，あくまでも互いの暗黙の約束事といつもの流れで進行していく。時折，うまくことが進まないときに，遊びを中断してルール決めが行われる。そして，「じゃあ，これこれにしようね」という形で，遊びが再開される。

だから，集まった顔ぶれやその時々の状況に応じて，微妙にルールが変化していく。そうして，微妙な調整を図りながら，適正な落ち着くべきところに落ち着くのである。すると，日時や場所や顔ぶれが異なると，以前のルールが適用できなくなることもしばしば起きることになる。そこで，またその場で微調整を行って，ルールを少しずつ変更するのである。

体を動かしながら，ダイナミックに進行する遊びに，もともと細かいルールはなじまないのかもしれない。遊びでなくサッカーや野球などのスポーツでも，実は事情は同じである。だから，勝敗を明確かつ公正に決めるために，どうしても客観的に状況を見ながら判断を下す審判が必要になってくるのであろう。審判が複数いて，それでなんとか大きなもめごとを起こさず，ことを進めていくことができるというわけである。

しかし，遊びには審判がいないので，曖昧な状況が曖昧なままに進行していく。そして，その曖昧な状況に耐えつつ，互いのコミュニケーションによって困難な状況を切り開いていく。そこに，子どもにとっての遊びの重要性があるのであろう。彼らは，遊びを通して多くの事柄を学んでいく。「子どもの仕事

は遊びだ」と幼いころによく親から言われたが，その意味はそういうことだったのである。

　幼いころの遊びでよく思い出すものに，"ねこじゃらし競争"がある。エノコログサというその草，一般に"ねこじゃらし"といわれているイネ科の植物を使った遊びである。あの，毛虫のような穂を箱の上に並べて，トントンと箱を指でたたく。すると，ねこじゃらしの穂が，振動で進んでいく。決めた方向へ進んでいかせるのにも工夫が必要で，なかなか難しいのであるが，筆者はよくそうして友だちと競争をしたのを思い出す。もちろん，決められた方向の端から先に転げ落ちたほうが勝ちである。また，"ねこじゃらしのトントン相撲"というのもあって，競争と同じ要領で進めながら，この場合は互いにあらぬ方向へ進んでいく穂が，先に箱から落ちたほうが負けというルールである。

　ねこじゃらしの遊びとしては，ただ単に手の中に軽くつかんで"ニギニギ"すると，毛虫のように手から顔をのぞかせて，逃げ出そうとしているように見える，というのもあったし，単純にねこじゃらしの穂で，人をくすぐるというのもあった。野原の草での遊びは，"オオバコ相撲"やシロツメクサの冠や腕輪作りなど，本当にいろいろとあった。

　遊びを教育に取り入れる試みは，今に始まったことではないかもしれない。最近では，アメリカから入ってきた，さまざまな体験型のプログラムが盛んに行われている。プロジェクト・アドベンチャーやエンカウンター・グループのエクササイズなどで，みんなで協力しながら楽しんで集団の凝集性や，個人のやる気を引き出そうという多くの試みがなされている。

　そうした試みの例を，首都圏の2つの小学校の研修会での公開授業で見せていただいた。ひとつは，体育館での授業である。2人の子どもが2本の筒をリズムに合わせて閉じたり開いたりする。グループの子どもが，タイミングを合わせてそれをまたいで越えていくというものである（次ページのイラスト左）。

　もうひとつは，30〜40センチの長さの筒を半分に割いた樋状のパイプと，玉を使った遊びである。10名ほどのグループで，全員がパイプを持って並び，パイプからパイプへと玉を移していき，ゴールまで運ぶ。野球のボールや，卓球の球さらにはビー玉など，大きさの違う球を次々に運んでゴールのバケツに入れる（次ページのイラスト右）。

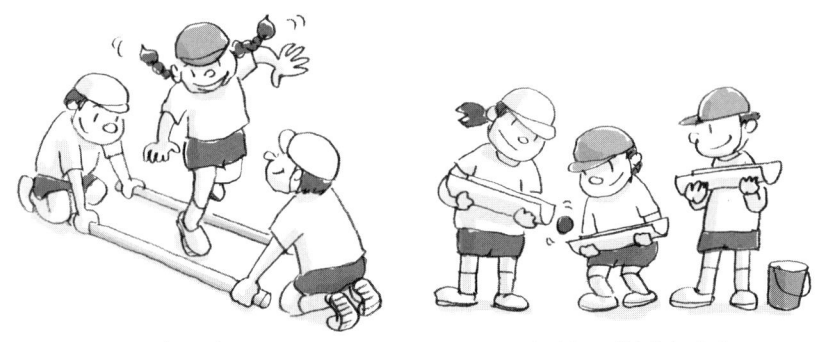

リズムに合わせて　　　　　タイミングを合わせて

　どちらのゲームも，互いの協力や助け合いがなければ，なかなかうまくことが運ばない。見学させていただいた授業では，ゲームを数回やっては作戦タイムをとって，グループでの話し合いを持つように指導していた。すると，作戦タイムの都度，ゲームの技が上達していくのである。

　基本ルールは変えずに，ルールの定める範囲で，やり方を少しずつ微調整しながら，よりうまくやり遂げようと努力しているのである。そうした動きと矛盾しない形で，ゲームに十分参加しきれていない子どもの存在が，無理なく自然な形で包含されている。曖昧な「"遊び"のある遊び」だからこそ，いろいろな個性を持った子どもたちが排除されずに，楽しさや喜びの感情を共有できるのかもしれない。

(5) 「曖昧さ，回復，成長」それらを支える根

　本節では，科学的で精緻な論理展開によって論を進めるのではなく，身近な話題を例にあげながら，PTGをまさに身近なものとして考えてきた。

　そもそも人間存在自体が曖昧であり，そんな人間と人間のかかわり合う人間関係はさらに曖昧である。ところが，現代社会は曖昧さを嫌う社会である。科学技術とそれに基づく工業製品の精緻さが，ある意味で現代社会の物質的豊かさを支えてきたことは否めない。そうした曖昧さを排除していく時代の流れのなかで，あらゆる曖昧さが嫌われ排除されてきたのではないだろうか。

子どもの遊びでさえ，曖昧なもの（アナログ）から電子・機械技術を駆使したもの（デジタル）へと，進化（あるいは退化）してきた。曖昧なものに触れることが少なくなって，そんな生活環境のなかで成長してきた子どもたちは，ごく自然の成り行きとして曖昧さに不慣れな，曖昧さに耐えられない存在となってしまったのかもしれない。

強風にさらされたときに穂を傾がせて，そのときの過ぎるのを待つ。そして風が凪いだときに，またもとの状態にもどる。そんな回復力，つまりレジリエンス（resilience）も，曖昧な状態で耐えられるという，日常の生活があって初めて成り立つものであろう。

直立しているか，折れて倒れてしまうかといった，二者択一でない状態が，穂を傾がせて揺れている状態である。どちらともつかない，まさに曖昧な状態なのである。そんな状態を耐えてこそ，その後の成長にもつながっていく。身近な自然や私たち自身の日常を考えてみると，こうして「曖昧さ」と「回復力」そして「成長」は深く関係し合い結びついていることがわかる。

また，そもそも強風に揺られ穂を傾がせながらも立ちつづけているのは，その存在全体を支えている根が，大地にしっかりと根づいているからであろう。

文　献

宅　香菜子（2010）．外傷後成長に関する研究――ストレス体験をきっかけとした青年の変容　風間書房

〈イラスト〉
岡田真理子

3 研究対象としてのPTG
―― 『PTGハンドブック』を概観して

近藤　卓

(1) PTGの意味すること

　いま，筆者の手元に『PTGハンドブック』（Handbook of Posttraumatic Growth ; Research and practice，以下「ハンドブック」とする）という，354ページの分厚い本がある。第1章1でも触れたが，同書の2人の編著者カルホーン（Calhoun, L.）とテデスキー（Tedeschi, R.）は，2007年4月にアメリカのインディアナポリス市で開催された，ADECにおいて基調講演を行うなど，この分野のパイオニアであり第一人者である。彼らがこれまで，10年以上にわたって研究し構築してきた，PTGの理論と方法の集大成として同書が構成されている。

　外傷体験については，わが国ではようやくPTSD等の外傷後の障害についての理解が進み，その対応や治療について研究され，さまざまな場面での実践が広がりつつあるところである。そうした対応や治療についての評価が，今後進んでいくなかで，いずれは障害の克服から一歩進んで，PTGに関心が向かうと予想される。

　これまでに述べてきたように，PTGは心に大きな傷が残るような過酷な体験をしたあとに，それを乗り越えて精神的に成長していくことを意味している。上述の本では，その理論を解説したうえで，さまざまな具体的な状況におけるPTGについて議論している。それらを目次の項目順に並べてみると，「スピリチュアリティとPTG」「がん患者のPTG」「死別とPTG」「戦争によるPTG」「HIV／AIDSのポジティブな変化」「災害支援者のPTG」「ホロコースト生存児のPTG」「子どものレジリエンスとPTG」といった具合である。

同書の第1章の冒頭には，次のような詩が引用されている。

　　"少しばかりの悲しみなくして　美しいサンバのメロディーが作られることはなかっただろう"

たとえば，より深い共感を得るには，共感の体験だけでなく共感不全の体験も必要だという考え方がある。要するに，ポジティブな側面だけではなく，物事には必ずネガティブな面もある。光の当たる面だけでなく，影の部分も知ってこそ，より深くそのものを理解することができるのは道理である。

少し長くなるが，本文を引用してみたい。

　「困難な人生の苦しみこそが，人を変え成長させるという考え方は，時として非常にポジティブなものだが，なにもそれは社会学者や心理学者あるいは臨床家たちによって"発見"されたわけではない。筆者たちはこれまで，以下のようなことを示してきた。つまり，少なくともある人々にとっては，大きな受難や喪失といったトラウマとの遭遇が，個人の大きなポジティブな変化を導くということである。

　困難や危機といった，苦しみとの出会いによって人が成長する可能性は，古今東西の文学や哲学におけるひとつのテーマであった。人がこうむるこうした問題は，古代から現代までの宗教的な課題の中心ともなっている。たとえば，仏教の源流は，釈迦族の王子ゴータマ・シッダールタが，死というものは避けられない人間の苦難である，ということに気づいたところにある。また，キリスト教はその多くの宗派において，イエスの苦難が人類を救うための重要で中心的な出来事であるとしている。さらにイスラムの伝統は，少なくともある状況下では，『天国への旅』のためのよりよい準備として，苦難をみている。同様な傾向は，ギリシャ神話にもみられる。数千年前の世界中にみられる文学作品は，実に多様な表現をとってはいるが，人が出会う苦難や喪失の体験から，その意味や変化の兆しの可能性をつかもうと試みている。人が出会うトラウマがその人を変えるという考えは，とくに新しいものではないのである。」（筆者訳）

つまり，PTGの現象について，私たちは以前から知っていたし，それが重

要な心的過程あるいは成長の契機であることも理解していたということである。ただし、それは宗教や哲学や芸術の領域でのことであって、科学的な考察の俎上に載せられたことはこれまでになかったのである。

カルホーンらは、こうした状況の理解を踏まえて、PTGをあらためて概念化し心理学や精神医学の、つまり科学的な考察の対象にしようと試みてきたのである。

(2) PTGを科学する

PTGについて、心理学や精神医学の視点からの考察が始まったのは、およそ半世紀ほど前のことと考えられる。たとえば、ナチスによる虐殺の現場から生還した体験を考察したフランクル（Frankl, V. E.）や、喪失体験からの回復について述べたマスロー（Maslow, A.）などが、その先駆者といえるであろう。

その後、いくつもの研究を踏まえて、1990年ごろから明確にPTGを概念化し、客観的に測定することを含む科学的な研究が始まった。先にあげたカルホーンらが、その先駆的な仕事として最初の書物を出版したのが1995年で、PTGIという測定尺度を作成し発表したのが1996年のことであった。

ここのところ、日本でもいくつかの研究がみられるようになってきた。宅香菜子は、カルホーンらのもとで研究を続け、「日本版外傷後成長尺度」を開発している（本書第3章1参照）。それによれば、外傷後成長尺度は4つの因子から構成されている。

第1因子は「他者との関係」で、「トラブルの際、人を頼りにできることが、よりはっきりとわかった」など6つの質問項目で構成されている。以下の因子は、いずれも4つの項目で構成されている。第2因子は「新たな可能性」で「新たな関心事をもつようになった」など、第3因子は「人間としての強さ」で「自らを信頼する気持ちが強まった」など、そして第4因子は「スピリチュアルな変容および人生に対する感謝」で「自分の命の大切さを痛感した」などの項目で構成されている。

これらの因子および項目は、曖昧さ耐性やレジリエンスと関係が深いのは当然のこととして、さらには基本的自尊感情にも深く関係していることが推察さ

れる。そのことに関しては次節で述べることとする。

　客観的かつ科学的な検討はこれからの課題になるが，基本的自尊感情が根本を支えることによって，その裏づけの下でレジリエンスやPTGが可能になるのではないかと筆者は考えている。

　カルホーンらも，著書のなかで念を入れて述べているが，過酷な体験をした多くの人たちが，心身のネガティブな状態を呈するということを忘れてはならないと思う。

　筆者も，強いストレスや喪失の体験をした人は必ずそこから回復し成長する，などと楽観論を述べるつもりはない。ただ，そうした体験が人々に必ずネガティブにだけ働くとは限らず，そこから回復し成長する可能性は常にありうると考えたいのである。すると，どのような場合に，また内的・外的にどのような条件が整えば，人は回復し成長するといえるのかが課題になる。

　結論的にいえば，筆者としては当然のことながら，そこに基本的自尊感情の働きを想定している。過酷な体験は，いともたやすく社会的自尊感情を打ち砕くことであろうが，長い期間にわたって繰り返された共有体験をもとに積み重ねられ，強固にでき上がった基本的自尊感情は，私たちの心の一番根底を支えていると考えられるからである（近藤，2010）。

　精神的な回復（レジリエンス）も外傷後の成長（PTG）も，他者とのかかわりのなかで，なんらかの契機によって生まれてくるものだと思われる。そうした機会が訪れるまで，打ちひしがれた人の心を根底で支えるのが，基本的自尊感情だと考えられるのである。基本的自尊感情とPTGの関係については次節で議論するが，これら一連のかかわりを科学的に明らかにするのが，筆者たちの次の研究課題になることであろう。

(3) 「ハンドブック」で扱われている研究領域

　ここでは，前述の「ハンドブック」の第Ⅱ部で扱われている，いわば各論の部分の諸領域を参照してみたい。そうすることで，これまでの主な研究領域の一端を垣間見ることができるであろう。それらのテーマとその研究方法などを列挙すると，表1-1のようになる。

3 研究対象としてのPTG

表1-1 『Handbook of Posttraumatic Growth』の各論で扱われる諸領域

タイトル	執筆者	研究方法と分析結果
Ⅱ-7. スピリチュアリティとPTG	共著	文献研究（理論）
Ⅱ-8. がん患者のPTG	共著	文献研究（PTGIの数値も使用）
Ⅱ-9. 死別とPTG	単著	量的研究（$n=170$）重回帰分析
Ⅱ-10. 戦争によるPTG	共著	量的研究（$n=64 ; F39, M25$）重回帰分析
Ⅱ-11. HIV/AIDSのポジティブな変化	単著	対照群を置いた量的研究（$n=434$）分散分析
Ⅱ-12. 災害支援者のPTG	単著	文献研究（量的研究結果を多用）→モデル呈示
Ⅱ-13. ホロコースト生存児のPTG	共著	量的研究（$n=97$）相関分析
Ⅱ-14. 子どものレジリエンスとPTG	単著	理論研究→モデル呈示

　扱っている領域は多岐にわたっているが，当然のことながら，あらゆる年齢階層や問題を網羅しているわけではない。子どもについては理論的な考察にとどまっているし，戦争やホロコーストなど非日常的なテーマもある。

　もちろん，非日常的な体験こそが，問題とされるトラウマティックな体験の中核をなすのかもしれないが，だからといって日常の中にそれらが存在しないわけではない。たとえば，本書で扱っているような日常生活における，誰でもが体験するようなストレスをどう生かすか，といった視点が必要とされているように感じられる。

　それはともかく，この表で示したもののなかから，オリジナルデータを用いた量的研究と文献研究の典型的な例，およびモデルを呈示するに至っている4つの研究について，少し詳しくみていくことにしたい。

Ⅱ-10. 戦争によるPTG（Posttraumatic Growth After War）
〈問題意識〉

　PTGの研究には，個人的な体験（事件，事故，病気など）に関するものが多く，戦争における人々のPTGを研究したものはこれまで多くなかった。つまり，個人的な外傷体験とは異なって，持続的に危険な状況に身を置く兵士や戦時下の市民の体験は，相当に特徴的なものであろう。

〈仮説〉
・対処方法とPTGに関連がある。
・PTGと抑うつ症状には関連がない。
・PTGは戦争体験よりも現在のストレッサーと相関が高い。

〈対象〉
1980～1991年にユーゴスラビアに居住していた16～65歳の成人で，精神障害に罹患しておらず調査時にサラエボに住んでいる75名。

〈方法〉
・フェイスシート；年齢，性別，教育歴，家族形態，月収など
・PTSD尺度
・CWE；戦争状態への適応チェックリスト
・PTGI；ボスニア版PTG尺度
・BDI；ボスニア版抑うつ尺度
・SCL-99-R；心理的苦痛尺度
・CISS（Coping Inventory of Stressful Situations）；ストレスに対する対処尺度

〈結果〉
・PTGIの下位尺度「他者との関係」得点とCISSには相関がみられた。
・PTGI得点とBDI得点，PTSD得点には相関がみられなかった。
・PTGI得点は，ストレッサー全体のどれとも関係がみられなかった。

II-12. 災害支援者のPTG（Posttraumatic Growth in Disaster and Emergency Work）

〈問題意識〉
　危機的状況にさらされた人々のPTG研究はある程度進められてきたが，次にはそうした状況に直面している人々を支援するための職務に従事している人々，つまり救急隊員や消防士などの，救助サービスを行う人々，さらには医学やメンタルヘルス，救命救急にかかわるコ・メディカルなどのPTGについての理解を深め，それを研究することが必要な段階となっている。

〈さまざまなPTG研究〉
・重篤な病気，自然災害などのサバイバーの多くが危機的経験から恩恵を受けたと報告。
・患者ががんの宣告を受けたとき，ポジティブとネガティブの両方の変化を報告。
・船の事故で，乗客の多くのサバイバーは，事故後3年間はPTSDの症状があったが，その後人生の展望をよりポジティブに考え，人生について経験を積んだと感じて，よりよい変化をしたと評価した。
・ポジティブとネガティブな影響は，同じストレッサーからもたらされる。1,287名の兵士がそのように報告した。

〈支援者のPTG研究〉
・認知的評価，性別・年齢，パーソナリティ（外向性，素直さ，自己効力感，忍耐力，楽天主義），対処方略（ポジティブな再解釈）が重要である。
・救命救急士におけるPTGの予測因として，体験に対する素直さ，真面目さ，自己効力感，楽天主義，情動的サポートやポジティブなリフレーミングなどがある。
・警察官（68名）対象の調査で，外向性がPTGの重要な予測因であった。

〈まとめ〉
以上の研究のレビューから，図1-3のような個人的要因とPTGの関係性についてのモデルを描くことができる。

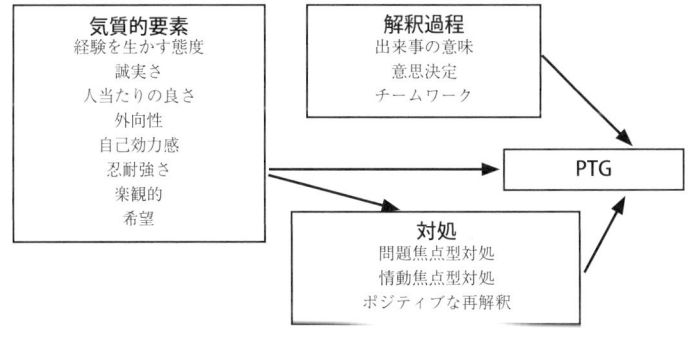

図1-3　個人的要因とPTGの関係性（Calhoun & Tedeschi, 2006より筆者翻訳引用）

II-13. ホロコースト生存児のPTG（Growing Out of Ashes ; Post-traumatic Growth Among Holocaust Child Survivors）

〈問題所在〉

フランクルが述べているように，トラウマ体験からポジティブな結果を生み出すことも可能である。しかし，PTGについてホロコースト生存者については，ほとんど調査されていない。それは，さまざまな点で困難が伴うからである。

〈調査対象〉

1930年以降に生まれた97名のホロコースト・サバイバー。48％が女性。平均年齢は67.9歳（$SD = 4.65$）。イスラエル在住者に対して，雪だるま方式で募集。

〈調査方法〉

・PTSD尺度（DSM-III-R）
・知覚されたソーシャルサポート尺度
・自尊感情・統制感の尺度
・PTGI

〈結果〉

・友人からのソーシャルサポートとPTGに関連があった。
・覚醒の症状を示すPTSDの傾向は，PTGと関連があった。
・思春期に体験した場合のほうが，児童期に体験したものよりPTGが起きやすい。

II-14. 子どものレジリエンスとPTG（Resilience and Posttraumatic Growth in Children）

〈問題所在〉

子どものPTGは，成人におけるPTGとは異なったプロセスや媒介要因がありうる。また，身近な信頼できる養育者との愛着関係や情緒的影響などが，年齢によっても大きく変わりうる。したがって，子どもの研究は独特なものとなる。

〈研究のレビュー〉

・交通事故に遭遇した子どもを対象として面接調査を行い，PTGの現象を

確認したが，その 37％は PTSD の症状も示していた。
- 成人用の PTGI を児童・青年期用に再構成し PTGI-Revised を作成した。
- 児童用の PTGI-C を作成した。
- がんを患っている 8～25 歳の児童・青年期の PTG を調査した。対象の 48％は，先行研究にみられる成人の平均得点と同じかそれ以上の PTG 得点を示した。
- 台風と洪水を経験した子どもの PTG を調査した。対象は 6～15 歳（平均年齢 9.54，$SD=2.64$）であった。

〈結果〉
- 成人対象の PTG 研究は進んできているが，子どもの PTG 研究はいまだ不十分である。
- 認知のプロセス，ソーシャルサポートが PTG になんらかの関係があると考えられる。
- 外傷体験のレベル（たとえば，養育者を失う体験をしても PTG は起こりうるのか）が，どのように PTG と関係するのかは不明である。

(4) まとめ

　第 3 章 1 に詳しく述べられることになるが，先行するアメリカでの研究においても，すべての年齢階層や日常・非日常のあらゆる問題を網羅したものとなっているわけではない。

　ましてや，わが国における研究はその端緒についたばかりで，その扱う領域はいまだ限定的である。たとえば，大震災のような非日常的な場面における PTSD などのネガティブな反応についての研究が進み，ようやく一般にもそうした知識が広まりはじめたところである。

　その結果，第 2 章 1 でも述べられるように，トラウマティックな体験後のネガティブな反応ばかりに人々が戦々恐々として，その対応に戸惑っているという学校教育の現場での現実もある。

　本書でもたびたび触れているが，あらゆる状況においてすべての人が成長を遂げるなどというように，単純に PTG を信じたりすることは厳に慎まなけれ

ばならない。しかしながら一方で，これまた単純にすべての人がPTSDを発症するといった，極端な思い込みに陥ることがあってはならないだろう。

　人の心の働きには多くの要因が関係しており，それらの間の相互作用と，複雑に絡み合った複合的な機序によって，さまざまな心的現象が生じるのであろう。したがって，今後の息の長い不断の研究が望まれるのである。

文献

Calhoun, L., & Tedeschi, R. (Eds.) (2006). Handbook of posttraumatic growth : Research and practice. London : Lawrence Erlbaum Associates.
近藤 卓 (2010). 自尊感情と共有体験の心理学——理論・測定・実践　金子書房

4 自尊感情とPTG
——SOBA-SETとPTGIによる調査から

近藤　卓

(1) PTGと関連する要因

　困難な状況に遭遇したり過酷な体験をした際に、ある人は打ちひしがれある人はそこから立ち上がる。また同じその人が、あるときは打ちのめされ、別のときには復活する。それは、なぜなのか。その背景要因には、どのようなものがあるのか。この点については、SRG（Stress Related Growth；ストレス関連成長）、レジリエンスなどとの関連でも、さまざまに議論されてきている。宅（2005）はSRGと関連する個人的要因として、楽観性、自己効力感、宗教観などをあげているし、小塩ら（2002）はレジリエンスと関連する要因として、その人の自尊感情が関連していることを指摘している。

　また、本来感やSOCといった概念が、その人の根源的な存在のあり方を支える感情として注目されており、これらとPTGの関連性についても今後議論が進むことと思われる。

　本節では、自尊感情とPTGの関連について検討することとしたい。上述のように、小塩ら（2002）によってローゼンバーグの示した自尊感情の概念（Rosenberg, 1989）との関連性は、すでに指摘されているが、ここでは筆者の提唱する自尊感情理論に沿って、あらためてその関連を検討することとする。

　具体的には、後述のように筆者の開発した社会的・基本的自尊感情尺度（SOBA-SET）と宅による日本語版外傷後成長尺度（PTGI-J）を用いて、大学生におけるそれらの関連性を考察することとした。

(2) 方法と対象

　首都圏A大学の学生，300名（男性126名，女性174名）を対象として，アンケート形式の集合調査法で講義時間を使って実施した。調査に要した時間は，15～20分であった。調査時期は，2010年12月であった。

　倫理的配慮としては，調査票配布時に文書と口頭で「統計的に処理すること」「個人が特定されることはないこと」「回収した調査票は分析終了後廃棄すること」を伝え，調査票の回収をもって調査に同意したものとみなした。

　分析は，IBM社のパソコン用統計ソフトSPSSのVer.20.0を使用した。

(3) 調査内容

・フェイスシート；性別，年齢
・困難な出来事について；飯牟礼・鈴木（2003）による喪失体験をたずねる質問項目に，「答えたくない」の項目を付け加えて，以下の11項目でたずねた。

　1. 重要な他者の死，2. 自分の病気・障害，3. 重要な他者の病気・障害，4. 恋愛（結婚）に関する問題，5. 友人や周囲の人との問題，6. 家族関係における問題，7. 自分の能力（仕事や勉強など）の問題，8. 他者に起こった事故・犯罪・災害，9. 自分に起こった事故・犯罪・災害，10. 答えたくない，11. その他

・日本語版外傷体験後成長尺度（PTGI-J）；テデスキーとカルホーン（Tedeschi & Calhoun, 1996）によるPTGIをもとに宅ら（Taku et al., 2007）が作成したPTGI-Jを使用した。上の困難な出来事について回答したのちに，その結果質問項目の内容について「変化がどのくらい生じたか」を6件法でたずねた。

　1. 人生において，何が重要かについての優先順位を変えた，2. 自分の命の大切さを痛感した，3. 新たな関心事を持つようになった，4. 自らを信頼する気持ちが強まった，5. 精神性（魂）や，神秘的な事柄についての理解が深まった，6. トラブルの際，人を頼りにできることが，よりはっきりとわかった，7. 自分の人生に，新たな道筋を築いた，8. 他の人たちとの間で，より親密感を強く持つようになった，9. 自分の感情を，表に出してもよいと思えるようになってきた，10. 困難に対して自分が対処していけることが，よりはっきりと感じられるようになった，11. 自分の人生で，よりよいことができるよう

になった，12. 物事の結末を，よりうまく受け入れられるようになった，13. 一日一日を，より大切にできるようになった，14. その体験なしではありえなかったような，新たなチャンスが生まれている，15. 他者に対して，より思いやりの心が強くなった，16. 人との関係に，さらなる努力をするようになった，17. 変化することが必要な事柄を，自ら変えていこうと試みる可能性が，より高くなった，18. 宗教的信念が，より強くなった，19. 思っていた以上に，自分は強い人間であるということを発見した，20. 人間が，いかにすばらしいものであるかについて，多くを学んだ，21. 他人を必要とすることを，より受け入れるようになった。

（詳しい教示や評定については宅（2010）ないしは『心理測定尺度集 VI』を参照のこと）

・社会的・基本的自尊感情尺度（SOBA-SET）

近藤（2010）によって開発された，自尊感情を社会的自尊感情（Social Self-Esteem；SOSE）と基本的自尊感情（Basic Self-Esteem；BASE）に分けて測定する尺度である。虚偽項目8項目を含む，全18項目からなっており，4件法で測定するようになっている。

1. ほとんどの友だちに，好かれていると思います（B），2. 自然は大切だと思います（L），3. 運動は得意なほうだと思います（S），4. 自分は生きていていいのだ，と思います（B），5. うそをつくことは，いけないことだと思います（L），6. ほかの人より，頭が悪いと思います（S）*，7. ほかの人より，運動がへただと思います（S）*，8. 悪いときには，あやまるべきだと思います（L），9. なにかで失敗したとき，自分はだめだなと思います（B）*，10. 自分はこのままではいけない，と思います（B）*，11. きまりは守るべきだと思います（L），12. 友だちが少ないと思います（S）*，13. 自分には，良いところも悪いところもあると思います（B），14. しつけは大切だと思います（L），15. ほかの人より，勉強がよくできると思います（S），16. ときどき，自分はだめだなと思います（B）*，17. 健康は大切だと思います（L），18. 生まれてきてよかったと思います（B）

（SはSOSE，BはBASE，Lは虚偽項目のそれぞれ略語である。また質問項目末尾の*は，逆転項目の印である）

(4) 結果

① 記述統計

有効回答数は273で，回答者の平均年齢は19.89歳で標準偏差は1.185とな

表 1-2 体験した困難な出来事

体験した困難な出来事	度数	%
1. 重要な他者の死	49	17.9
2. 自分の病気・障害	26	9.5
3. 重要な他者の病気・障害	15	5.5
4. 恋愛（結婚）に関する問題	23	8.4
5. 友人や周囲の人との問題	60	22.0
6. 家族関係における問題	36	13.2
7. 自分の能力（仕事や勉強など）の問題	47	17.2
8. 他者に起こった事故・犯罪・災害	2	0.7
9. 自分に起こった事故・犯罪・災害	11	4.0
10. 答えたくない	4	1.5

った。

　まず，「困難な出来事」に関する回答は，表 1-2 に示したとおりとなった。最も多い回答は「友人や周囲の人との問題」で 22.0％であった。ついで，「重要な他者の死」（17.9％），「自分の能力（仕事や勉強など）の問題」（17.2％）と続いた。

　その他の回答を加えると，全体の大多数となる 98.5％が，なんらかの「困難な出来事」を体験していることになる。

②　SOBA-SET の因子構造

　SOBA-SET を因子分析（主因子法，プロマックス回転）したところ，理論的に期待されたとおり（近藤，2010）の因子構造となった（表 1-3）。また，各因子得点を算出し男女による差をみてみたが，有意な差はみられなかった（BASE；$t = 1.362$, SOSE；$t = .382$）。因子間相関は紙面の都合で表を示すことは避けるが，適切な値を示した。

③　PTGI-J の因子構造

　PTGI-J を因子分析（主因子法，プロマックス回転）したところ，因子を構成する項目に多少の差がみられたが，ほぼ理論的に期待されたものと同様の因子構造となった（表 1-4）。第 1 因子は「他者との関係」，第 2 因子「新たな可

4 自尊感情とPTG

表1-3 SOBA-SETの因子構造

	1.BASE・1	2.BASE・2	3. 運動	4. 勉強	5. 友人
18 生まれてきて良かった	.849	.067	.010	-.054	.001
4 生きていていいのだ	.769	.148	.002	-.053	-.016
13 よい所も悪い所もある	.547	-.277	-.023	.175	.062
16 自分はだめだ	.015	.789	.019	-.054	-.044
9 自分はだめだと思う	-.086	.694	.017	.165	.043
10 このままではいけない	.048	.568	-.058	.016	.044
7 運動がへた	-.013	.014	.861	.024	-.025
3 運動は得意だ	.007	-.032	.850	-.024	.037
6 頭が悪い	.091	.007	.029	.863	-.067
15 勉強ができる	-.070	.076	-.031	.597	.051
1 友だちに好かれている	-.023	.010	-.009	.049	.751
12 友だちが少ない	.082	.025	.027	-.081	.549

表1-4 PTGI-Jの因子構造

	1	2	3.	4	5
1.8 親密感を強く持った	.890	-.064	.078	-.161	.054
1.9 感情を表に	.716	.020	.131	-.095	-.054
1.21 他人を必要とする	.646	-.027	-.113	.367	-.144
1.6 人を頼りにできる	.643	-.122	.051	.077	-.029
1.15 思いやりの心	.621	.022	-.195	.251	.119
1.16 人との関係に努力	.547	.298	-.158	.041	.038
1.7 新たな道筋	.041	.736	.003	-.160	.168
1.14 新たなチャンスが	-.116	.696	.085	-.004	.067
1.17 自らを変える	.172	.575	.076	-.045	-.008
1.3 新たな関心事	-.188	.565	-.028	.107	.305
1.12 結末を受け入れられる	.031	.459	.153	.182	-.208
1.11 よりよいことができる	.163	.303	.300	.078	.053
1.19 自分は強い人間だ	-.166	.023	.821	.106	-.193
1.4 自らを信頼	.141	.016	.691	-.062	.077
1.10 困難に対して対処	.031	.269	.572	-.093	-.017
1.20 人間はすばらしい	.136	.112	.360	.295	.041
1.18 宗教的信念	.047	.037	.234	.105	.079
1.2 いのちの大切さを痛感	.002	-.281	.124	.687	.344
1.13 一日を大切に	.036	.295	.002	.618	-.020
1.1 優先順位を変えた	-.018	.255	-.189	.115	.610
1.5 精神性や神秘	.208	-.031	.230	.070	.360

能性」,第3因子「人間としての強さ」,第4因子「人生に対する感謝」そして第5因子は「精神性の変容」との命名が適切であろうと考えられた。因子間相関は,紙面の関係で示さないが,適切な値を示した。

PTGI については,各因子別に扱わず 21 項目全体で外傷後成長の程度を測るものと考え,因子得点を算出した。これも男女差を検定したが,有意差はみられなかった($t = .558$)。

(5) 考察

① 自尊感情と外傷後成長の関係について

ここでは,自尊感情は SOBA-SET で,外傷後成長は PTGI-J を用いて測定した。それぞれの因子構造や因子間相関は理論に合致しており適切な値であった。

そこで,SOBA-SET の 2 つの因子 SOSE と BASE のそれぞれの得点を算出し,PTGI-J の総得点との関連をみることとした。つまり,SOSE と BASE を独立変数,PTGI-J を従属変数として,強制投入法による重回帰分析を実施した。R^2 値は .103 となり十分高い値とはならなかったが,BASE と SOSE の特徴が現れる結果が得られたので,図 1-4 に示したようにパス図を描くこととした。

図に示されているように,BASE は PTGI に有意($p<.001$)に影響を与えている,という結果が得られた。一方,SOSE は PTGI に対して,有意な影響はみられなかった。

自分に対する根本的な受容の感情を持っていて,自分は生きていていいのだ,自分はここにいていいのだという基本的自尊感情は,幼いころからの身近な信頼できる他者との共有体験によって育まれ,強固な核を作っていると考えられる(近藤,2010)。そうした,いわば根源的で強固な信念は,外的な刺激や困難な体験に遭遇しても,容易に崩れることなく,その人の心を根本から支えるものと考えられる(近藤,2010)。そうした意味で,BASE が強く PTGI に影響する因子として示された結果は,妥当なものと理解できよう。

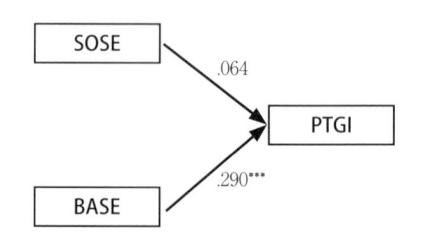

図 1-4 SOBA-SET と PTGI の関係
(重回帰分析によるパス図)

逆に，SOSE は状況や場面に強く依存する感情で，有利であったり優勢であったりすると高まるが，不利になったり劣勢になると一気に低下するような因子である（近藤，2010）。そうした意味で，SOSE が PTGI に関連を持たないことは，容易に理解できることであろう。

② 限界と今後の課題

本節で示した結果には，いくつかの限界がある。それはまず，調査対象が一大学の学生に限られていることである。したがって，今回の結果を大学生一般に適用して考えることはできないし，ましてや他の年齢・立場の人に汎化することはできない。第 2 に，対象数がやや不足していると考えられる。全体では 270 名ほどになっているが，質問項目が約 40 あるのに対して，性別にみると百数十の数に過ぎない。さらに対象数を増やす必要があろう。第 3 に，これは根本的な課題であると考えられるが，自尊感情と外傷後成長の関連をみる際に，それらを媒介する要素を考える必要があるかもしれない。さらには，自尊感情を独立変数として考えることが適切かどうかについても，今回は十分な議論を行っていない。

(6) まとめ

本節では，自尊感情と外傷後成長の関係を，SOBA-SET と PTGI-J という 2 つの尺度を用いて，主に重回帰分析による検討を行った。

その結果，SOBA-SET の 2 つの因子のうち，独立変数として設定した BASE が PTGI に強く影響を与えており，SOSE は関係を持っていないことがわかった。

この結果は，SOBA-SET を成立させている理論と矛盾しないもので，BASE（基本的自尊感情）を育むことが外傷後成長を支えるための，大切な活動であることを示唆している。

近藤（2002，2003，2007，2010）は，「いのちの教育」を「自分のいのちを大切に思う感情を育む教育，つまり自尊感情を育む教育である」としている。家庭や地域で，さらには小・中学校等でいのちの教育を実践していくことで，

多くの子どもがいつの日か体験するであろう「困難な出来事」のあとに，外傷後成長を促す要因となるのではないだろうか。

（本節で用いたロー・データは，2010年度近藤研究室所属の佐藤雅美さんの卒業研究で得たものである。）

文献

堀 洋道（監修）松井 豊・宮本聡介（編）(2011). 日本語版外傷後の成長尺度（Japanese version of Posttraumatic Growth Inventory : PTGI-J）心理測定尺度集Ⅵ サイエンス社 pp. 155-159.

飯牟礼悦子・鈴木 忠 (2003). ネガティブな経験が共感に与える影響 文部科学省科学研究費補助金（基盤研究B・課題番号12410039 報告書）

近藤 卓 (2002). いのちを学ぶ・いのちを教える 大修館書店

近藤 卓 (2003). いのちの教育——はじめる・深める授業のてびき 実業之日本社

近藤 卓（編著）(2007). いのちの教育の理論と実践 金子書房

近藤 卓 (2010). 自尊感情と共有体験の心理学——理論・測定・実践 金子書房

小塩真司・中谷素之・金子一史・長峰伸治 (2002). ネガティブな出来事からの立ち直りを導く心理的特性——精神的回復力尺度の作成 カウンセリング研究, 35(1), 57-65.

Rosenberg, M. (1989). Society and the adolescent self-image. Middletown CT: Wesleyan University Press.

宅 香菜子 (2005). ストレスに起因する自己成長感が生じるメカニズムの検討——ストレスに対する意味の付与に着目して 心理臨床学研究, 23(2), 161-172.

宅 香菜子 (2010). がんサバイバーのPosttraumatic Growth：特集／がん患者のサバイバーシップ 腫瘍内科（科学評論社）, 5, 211-217.

Taku, K. Calhoun, L. G., Tedeschi, R. G., Gil-Rivas, V., Kilmer, R. P., & Cann, A. (2007). Examining posttraumatic growth among Japanese university students. *Anxiety, Stress & Coping*, 20, 353-367.

Tedeschi, R. G. & Calhoun, L. G. (1996). The posttraumatic growth inventory : Measuring the positive legacy of trauma. *Journal of Traumatic Stress*, 9, 455-471.

第2章

さまざまな場面でのPTG

1 大震災とPTG

我妻則明

　2011年3月11日14時46分に宮城県牡鹿半島の東南東沖130kmの海底を震源として発生した東北地方太平洋沖地震は，日本における観測史上最大の規模，マグニチュード9.0を記録し，震源域は岩手県沖から茨城県沖までの南北約500km，東西約200kmの広範囲に及んだ。この地震により，場所によっては波高10m以上，最大遡上高40mにも上る大津波が発生し，東北地方と関東地方の太平洋沿岸部に壊滅的な被害をもたらした（日本建築学会，2011）。警察庁緊急災害警備本部（2012）によると，2012年5月30日現在の人的被害は，死者15,859人，行方不明3,021人に及んでいる。

　こうした大震災が起こったあとには，PTSD（Posttraumatic Stress Disorder；心的外傷後ストレス障害）への対応を中心とした心のケアが行われることになり，岩手県においても，岩手医科大学内に「岩手県こころのケアセンター」が開設されている。同様のセンターは，宮城県，福島県でも開設されている。

　一方で，PTG（Posttraumatic Growth；心的外傷後成長）に関しては，日本国内ではほとんど知られていないために，大震災に対して，PTGの観点から論じた文献等はほとんどないようである。

　しかし，今から17年前の1995年1月17日に起こった阪神・淡路大震災後の兵庫県教育委員会と神戸市教育委員会などの記録をひも解くと，そこにはPTGに該当すると思われる記述がすでにみられるのである。もちろん，当時はPTGという言葉も概念もないのであるが，そこに記述されていることは，まさにPTGと思われるものである。アメリカでは，1980年代に入ってからPTGの研究が始まり，2006年に，集大成として"Handbook of Posttraumatic Growth"

(Calhoun & Tedeschi, 2006) が発行されたとのことである。その出版に先立つこと 11 年前に,すでに日本では PTG と同様の考えにより,大震災後の教育復興がなされていたことは,もっと注目されるべきものと考えられる。

本節では,阪神・淡路大震災後の PTG と考えられる現象を跡づけることをもととして,今回の東日本大震災後における PTG について考察したい。

(1) 阪神・淡路大震災での PTG

① 震災の概要

阪神・淡路大震災は,1995 年 1 月 17 日午前 5 時 46 分に,淡路島北部を震源とするマグニチュード 7.3 の地震により起こった震災である。最大震度は 7 を記録し,東日本大震災以前では戦後最大の震災であった。全壊した住家は 104,906 棟に上り,死者は 6,433 人で,そのうち亡くなった児童生徒は 296 人であった(兵庫県教育委員会,2005)。筆者自身の記憶では,当日朝のテレビのニュースで,道路にビルが横倒しになっている画面が最初に目に飛び込んできて,大変なことが起こったという印象を受けたことを今でも鮮明に覚えている。

② 神戸市と兵庫県での教育復興でみられる PTG

神戸市教育委員会は,驚くべきことに震災後 1 か月しか経っていない 2 月 19 日に「神戸の教育再生緊急提言会議」を計画,3 月 9 日と 23 日の 2 回開会した(神戸市教育委員会,1996)。この「神戸の教育再生緊急提言会議」は神戸の教育再生と創生に向けて,実現可能なものを施策として生かすことを目的として計画されたものである。

この会議の提言の前文で「神戸の学校教育は,このような震災体験を生かした新たな教育の創造と展開に取り組み,震災を負の経験として子供に残すのではなく,これを乗り越えて未来に力強く生きていく子供の育成に寄与するように努めていかなければならない」と述べている。そして,中長期的に取り組むべき教育課題のひとつとして「震災体験を生かす教育」という項目があげられて具体的な施策が提言されている。その提言を以下に引用する。

「子供たちは，この度の震災から『人間としての在り方生き方』に関わる数多くの教訓を得た。この教訓を後世に伝え，生かしていくためには，教職員・児童生徒や地域住民の体験などをもとに，副読本や文集等を作成して震災体験の共有化を図るとともに，施設設備の被害の詳細な実態や震災時における学校園の避難所としての対応等の記録を早期に整理し，これにもとづく防災教育の在り方を検討していく必要がある。」

　そして，これを含めた中長期的課題については，「教育懇話会」を設置し，議論を進めることとした。この「教育懇話会」は，1995年6月から懇談を重ね，同年10月には中間報告，翌年1月に最終報告を発表している。
　この教育懇話会の中間報告とほぼ同時期に神戸市立中学校長会は「震災をふまえて学校現場から提言できるものは何か」をまとめた（神戸市小学校長会・神戸市立中学校長会，2005）。これには，震災体験を生かした新しい教育の展開が必要だとして，防災教育の根幹に人権教育と生き方教育をしっかり根づかせる，ボランティア活動を教育活動に位置づける，道徳教育を充実する，などをあげている。
　では，子どもたちは，具体的に何を学んだのかといえば，神戸市立校園長に対する意識調査において，幼児・児童生徒が震災体験から得たものは，命の大切さ（86.7%），助け合う心（65.8%），家族の絆（55.4%），人とのふれあい（28.4%），生きるたくましさ・勇気（23.5%），ボランティアのすばらしさ（18.5%），物の大切さ（17.3%）（複数回答）であった。これは「震災の苛酷な状況の中で子供たちが，人間としての生き方の根幹にかかわる価値にふれ，また，他者との関わりの重要性を，身を持って経験したこと」によるものであるとされている。そして，同じ調査で「最も力を入れるべき教育活動」を校園長に尋ねたところ，防災教育（52.6%）が一番多いのは当然であるが，次は福祉教育（20.5%），ボランティア教育（18.7%），道徳教育（11.2%）と続いていた。
　以上のことが記載されている「阪神・淡路大震災　神戸の教育の再生と創造への歩み」（神戸市教育委員会，1996）の最後の「(5) むすび―大震災に学ぶ『心の教育』―」には，ある中学1年生の手記が記載されている。その抜粋を以下に記載する。

「今思えば，16日までのあたりまえだった生活が，すごく大きな幸せだったんだなと思います。私は，すっごく大きな幸せを『あたりまえ』というふうに考えていました。

いますぐにでも，ガス屋さん，電気屋さん，水道屋さんで働いている人たちみんなに『ありがとう』の一言を言いたいです。それとお父さんやお母さんにも。(中略)

この阪神大震災は，こわかっただけでなく，友だちは何よりの宝だということがわかりました。そして，人間いざというときは，みんなで助け合えるということ，また何となく過ごした生活は，本当は幸せなんだということもわかりました。これからも，命を大切にします。

それから，もとの美しい神戸に早く戻そうと，一生懸命がんばっている人もたくさんいるので，私も身近なことから協力していこうと思います。」

この手記に続いて，次のような記述がある。

「また，避難所における子どもたちは，小学生は小学生なりに，中高生は中高生なりに実によく活動した。

〈小学生〉
・給水車からの水運び，トイレを流すためのプールからの水運びの手伝い。
・避難所のルールを守ってもらおうと呼びかける「がんばろう新聞」の発行。
・小さい子どもたちを集めての手作りの紙芝居。
・お年寄りと一緒になってのひなまつり。

〈中学・高校生〉
・配給物資の搬送。
・汚物の清掃。
・お年寄りの食事の世話。
・お年寄りの買い物の代行，など。

こうした体験を通じて，子どもたちは今後の人生にとっての大切なもの，

得難いものを学びとったと思われる。」

　このように大震災においては，子どもたちは困難な状況の中において，通常の生活では得られない希有な体験を通じて，「今後の人生にとっての大切なもの，得難いものを学びと」り成長をなしていくものと考えられるのである。
　兵庫県においても，1995年10月に「兵庫の教育の復興に向けて」という提言を行い（兵庫県教育委員会，2005），そのなかで「震災体験を生かした教育の推進」の項を起こし，「生きる力を育む」として次のように述べている。

　　「震災体験は，児童生徒がどう現実を切り拓き，どう適応していくのかという課題を提起している。被災した児童生徒が，震災の悲しみや困難を乗り越え，たくましく心豊かに生きていくよう指導することが求められている。このため，各学校にあっては児童生徒がこの度の貴重な体験を通じて学んだ助け合いの心や思いやりの心を社会に根づかせる教育を推進したり，自然学校等の事業を通して豊かな感受性や自然への畏敬の念を育てるなど，こころ豊かな人間の育成に一層努めることが肝要である。」

　また「ボランティア教育の推進」の項も起こし，「体験学習とボランティア精神の確立」として次のように述べている。

　　「多くの学校が避難所となったことから，児童生徒は避難住民との交流や支援などの体験を通して，地域社会の中で，言葉や生活習慣の違いを越えて，すべての人が助け合い，支え合って生きることのすばらしさや思いやりの心の大切さなど，教室では学べない多くのものを学んだだけでなく，人間としての在り方・生き方や市民社会の基本的ルールなどについても考える貴重なきっかけとなった。県や市町教育委員会等においても，児童生徒がこの震災体験に学び，地域のボランティア活動等に主体的に参加できるような場や機会の充実を図り，児童生徒自らのボランティア精神の涵養に努める必要がある。」

　そして，「新たな防災教育の理念」として科学的な理解を深める「知」，防災リテラシーを身に付ける「技」，そして人間としての在り方・生き方にせまる

「心」の三要素をあげている（兵庫県教育委員会, 2005）。

　以上の「新たな防災教育の理念」を推進するために，1997年度から，防災教育専門推進員を各教育事務所に配置した。また，1995年度から国の加配措置により，教育復興担当教員128名が配置された。この教育復興担当教員は，2004年度に心のケア担当教員と名を変えて，2010年度まで延べ1,694名が配置され，教育の復興と児童生徒の心のケア，そして新しい防災教育という職務にあたった。

　この教育復興担当教員が震災後10年目の2005年に行った座談会には以下のような記述がある（神戸市小学校長会・神戸市立中学校長会, 2005）。

　　「私たちが避難所のお世話をしているのを見て，『先生，私ら手伝ってもええ？』と声をかけてきました。中には家が倒壊し避難所生活をしている子もいました。不登校だった子，生活が不安定だった子も多数加わっていました。（中略）そのとき私は，中学生の力強さを肌で感じ，中学生くらいになると，悲惨な経験であった震災を自分の中で消化し，何か自分たちにもできることがあるに違いないと考え，それを行動に移していくことができるようになるのかということを実感しました。」

　　「5年生の総合的な学習で，地域学習に取り組んだ3名の子どもたちが，地域にある特別養護老人ホームを訪れ，一日ボランティア体験をしました。（中略）このことを学級で発表しました。そうしたら，それを聞いた4名が先の3名と一緒に続けてボランティアをしたいと申し出てきました。そのことを施設長に話したら，いいですよということになったんです。実は，その7名の子どもたちのうち，4名は震災激震地からの転入生で，また，3名は心のケアを必要とした子どもたちです。毎週金曜日の放課後に活動をしました。（中略）何よりも子どもたちが一人も一日も休まなかったこと，そして，その子たちが卒業するまでの1年半継続したことが，私たちの驚きでもあり，この子どもたちから素敵な贈り物をもらったと思っています。」

　以上の記述は，「神戸の教育再生緊急提言会議」（神戸市教育委員会, 1996）が提言した「この震災体験を生かした新たな教育の創造と展開に取り組み，震

災を負の経験として子供に残すのではなく，これを乗り越えて未来に力強く生きていく子供の育成に寄与」した教育実践の結実のひとつであろうと考えられる。

(2) 東日本大震災でのPTG

不幸なことに岩手県から宮城県にかけての三陸地方といわれる太平洋側沿岸は，古来から大きな津波に何度となく襲われている。今回の東日本大震災をきっかけとして注目されるようになった貞観地震は，約1,100年前の869（貞観11）年に起こった地震であり，その津波と被害の大きさは今回の東日本大震災に匹敵するものであったろうといわれている。

近代的な記録として残されている明治以降でも，1896（明治29）年に死者・行方不明者21,959人を出した明治三陸震災津波，1933（昭和8）年に死者・行方不明者3,064人を出した昭和三陸震災津波，1960（昭和35）年に死者・行方不明者142人を出したチリ震災津波というように，およそ30年に一度，大きな津波被害を受けている（日本建築学会，2011）。この頻度は，人の一生の長さを考えれば，一生のうち1回か2回は大きな津波被害を受けていることになる。このことを証するように，今回の東日本大震災でも20mを越える大津波により甚大な被害を受けた岩手県宮古市田老地区にある宮古市立田老第一中学校校歌（詞・駒井雅三）には，次のように歌われている。

　　防浪堤を仰ぎみよ
　　試練の津波　幾たびぞ
　　乗り越えたてし　我が郷土
　　父祖の偉業や　跡つがん

つまり，試練を与える津波が何度も来たが，その苦難を乗り越えて私たちの故郷は立ち直ってきた，その先祖の偉大な事業を私たちは引き継いでいこうという歌詞を校歌として，震災前から入学式や卒業式など折に触れて歌ってきたのである。こうした心意気は，この中学校のみにとどまるものではなく，三陸沿岸一帯に文化的伝統として根づいているのである。そのため，震災発生直後

の絶望的な状況のなかでさえも，略奪や暴動が起こることもなく，食料の配給などでも高齢者・子どもを優先して相互に助け合い，整然と列をなして並び秩序が保たれたのである。こうした日本人としては当たり前として意識しないで行っている行動に対して，逆境のなかでの人間として示した品位と礼節ということで国際的に高く賞賛されたのは報道などで周知のとおりである。

こうした文化的伝統のなかで，阪神・淡路大震災後に「神戸の教育再生緊急提言会議」（神戸市教育委員会，1996）で述べられた「学校教育は，このような震災体験を生かした新たな教育の創造と展開に取り組み，震災を負の経験として子供に残すのではなく，これを乗り越えて未来に力強く生きていく子供の育成に寄与するように努めていかなければならない」との提言は，当然のこととして東北の被災地では受け止められるに違いない。

そして，被災地では，各県，各地域，各学校の実情に応じた復興教育が展開されているが，その担い手は，阪神・淡路大震災後では防災教育専門推進員や教育復興担当教員であったように，やはり子どもたちの身近にいる教員である。

たとえば，学校心理士認定運営機構は，文部科学省から復興教育支援事業に採択され委託を受けた事業を展開する（学校心理士認定運営機構，2012）。これは，岩手県立総合教育センターと学校心理士チームの協働による災害支援事業の実施により岩手県の教育分野における復興支援を実施し，復興対応となる教員リーダーを育成し，沿岸部への配置をめざした行政・大学研究者・職能団体の三者が一体化したプロジェクトである。内容としては，復興教育を推進するために，教育相談コーディネーター（学校心理士）を育成し，沿岸部へ配置することと学校心理士チームによる沿岸部での研修会・学校支援の実施ということである。

この学校心理士認定運営機構が実施する復興教育支援事業に関しては，我妻（2012）が実施した調査が活用されることが期待されている。この調査は，教育復興担当教員（心のケア担当教員）がどのような研修を受けたかを元教育復興担当教員（心のケア担当教員）への面接と研修資料などから明らかにし，学校心理士認定運営機構が実施する復興教育支援事業で実施する研修会の内容と方法を提言したものである。

このように，今回の東日本大震災に関しては，東北地方沿岸部の文化的伝統

の上に，阪神・淡路大震災で配置された教育復興担当教員（心のケア担当教員）の実践を参考とした三陸沿岸の教員による教育実践のなかで，震災後のPTGが発現されると思われる。これらのPTGの具体例については，今後発刊される文献等において記述されるものと考えられる。

おわりに

　三陸沿岸に限らず，そもそも日本は各地で古来より自然災害の多い国なのである。たとえば，「ゆく河の流れは絶えずして，しかももとの水にあらず。よどみに浮かぶうたかたは，かつ消えかつ結びて，久しくとどまりたるためしなし」の書き出しで有名な鴨 長明の『方丈記』は，災害を扱っている随筆である（鴨，1989）。『方丈記』には，京都で起こった安元の大火（1177年），治承の竜巻（1180年），養和の飢饉（1181〜82年），そして1185年に起こった元暦の大地震が記述されている。こうした古来からの自然災害の多発から，日本人は森羅万象に神が宿ると考え自然に対して畏敬の念を持つ神道を成立させ，『方丈記』の冒頭に示される諸行無常という無常観に裏打ちされた仏教を受け入れたと考えられる。

　一方で，神道はその名称のとおり神ながらの道を実践すること，仏教は八正道を日々実践することを修行の基本としている。こうした精神的背景を持つ私たち日本人にとっては，自然災害を自分の力ではどうすることもできないものとして受容するとともに，たとえどのような状況下にあろうとも，そして，たとえどのようにつらく苦しくとも，人としての道を踏み外すことなく毎日のなすべきことをなしていく生活態度が当然のこととして身についていると思われる。これを現代心理学の観点からみれば，日本における大震災のPTGといえるのではないであろうか。

文献

我妻則明（2012）．大震災に係る心のケア担当教員（教育復興担当教員）の養成と研修のための教育内容と方法の確立に関する調査研究　岩手大学教育学部附属教育実践総合センタ

―研究紀要, 11, 307-310.
Calhoun, L., & Tedeschi, R. (Eds.) (2006). Handbook of posttraumatic growth: Research and practice. London: Routledge.
学校心理士認定運営機構 (2012). 文部科学省復興教育支援事業
(http://gakkoushinrishi.jp/monkashoufukkoushien/)
兵庫県教育委員会 (2005). 震災を越えて――教育の創造的復興10年と明日への歩み 兵庫県教育委員会
鴨 長明 (1989). 方丈記 岩波書店
警察庁緊急災害警備本部 (2012). 広報資料 平成24年5月30日 平成23年 (2011年) 東北地方太平洋沖地震の被害状況と警察措置 警察庁
神戸市教育委員会 (1996). 阪神・淡路大震災 神戸の教育の再生と創造への歩み 神戸市教育委員会
神戸市小学校長会・神戸市立中学校長会 (2005). 幸せ運べるように――神戸・教育復興の10年 みるめ書房
日本建築学会 (2011). 第2章 地震・地盤・津波 2011年東北地方太平洋沖地震災害調査速報, 16-41.

2 突然の死により遺された遺族の成長に関する一考察

米田 朝香

(1) PTG（心的外傷後成長）

　PTSDとは，「悲惨で強烈な体験をしたり見たりした後で，ストレスによってさまざまなストレス症状が現れることをいう」（近藤，2009）。またハーヴェイ（Harvey, 2000 安藤監訳 2002）は，「親しい人の死など，重大な喪失に対する異常な心理的，身体的反応を意味する用語である」としている。そして，PTGとは，「大きな喪失やトラウマとの苦闘の結果として，個人が経験する前向きな変化のこと」（Calhoun & Tedeschi, 2001 富田・菊池監訳 2007）をいう。つまりPTGとは，「喪失との苦闘の末に得られる進歩」（Calhoun & Tedeschi, 2001 富田・菊池監訳 2007）であるとしている。坂口（2010）は，「困難な出来事と苦闘する中で成長するという考え自体は，決して新しいものではない」と述べているが，近年，危機的な体験によってストレスが生じたあとにみられる，当事者の肯定的な変化や人間的な成長に着目した研究の蓄積が行われている。

　PTGについて検討する際，なんらかのストレス体験後に当事者である本人が成長したと感じた場合と，第三者からみて体験後に当事者が成長したであろうと感じる場合によってもとらえ方は異なってくると考えられる。この点に関して，宅（2010）も，「本人によって主観的に体験される心理的な成長と，第三者によって客観的に評定・解釈される心理的成長とが区別されておらず，むしろ，この両者の間にずれはない，ほぼ等価と見てよいという前提で理論が展開されている」と指摘している。

　そこで本節では，はじめに，PTGに関する先行研究による事例の紹介を行い，

表2-1 質問1に対する回答：死から何か良いことが得られたか？
(Frantz et al., 2001 富田・菊池（監訳）2007, p.170 を筆者が一部改変)

	回答	%
1.	家族が親密になり，コミュニケーションが改善し，家族や友人との関係が強まった	33
2.	人生に感謝し，充実感を持って生き，より良い人生を持ち，優先順位を付けるようになった	20
3.	自分自身を頼らなくてはならないために，強く，自立的になった	14
4.	愛する人がもはや苦しまずによい場所にいる	9
5.	忍耐強く，理解があり，受容的で思いやりを持つようになった	8
6.	介護負担が取り除かれた	6
7.	死への恐怖が少なくなった	3
8.	信仰信念が強くなった	3
9.	何も良いことはなかった	16

注) N=397 複数回答のため，合計は100%ではない。

　その後，大切な人との死別体験後の遺族の成長について検討する。ここでいう成長とは，遺族本人が主観的に体験したと考える心理的な成長ではなく，遺族へのインタビューで語られた内容を，心理的成長ととらえることができると調査者である筆者が解釈した部分を取り上げ考察する。

　フランツら（Frantz et al., 2001 富田・菊池監訳　2007）は，約1年前に愛する人を亡くした成人397名を対象に構造化された質問紙に基づく面接調査を実施している。その結果，愛する人が亡くなった結果として84%の悲嘆経験者が，死別体験から「何かプラスになるようなものが確かにあった」と述べていた（表2-1参照）。この表から，死別体験から得られたポジティブな結果として，家族や友人との関係の強化，人生への感謝，自己への信頼の高まり，他者への理解や思いやりの深まり，死への恐怖の減少，スピリチュアルな信念の強化や安定などがあることがわかる。そして，上記の内容とは質的に異なるものとして，死そのものについての安堵感がポジティブな結果に含まれていることも言及している。

　この調査結果は，海外のものであるので，文化による差異があることも前提として考慮する必要がある。とはいえ，悲嘆経験者の約8割以上の人々が死別体験後「何らかの良いことが得られた」と報告している。しかし他方では，「何も良いことはなかった」と答えた人が16%存在していることにも目を向け

る必要があると考える。またこの調査からでは，16％の人がどのような原因で死別を経験したのか，さらには死者との関係までを詳細に知ることはできないが，すべての悲嘆経験者が死別の経験からなんらかのポジティブな語りを生成するというわけではないことも暗示される。

　カルホーンとテデスキーも，困難な危機を体験した後の成長をとらえるうえでの警告として以下の点をあげている（Calhoun & Tedeschi, 2001 富田・菊池監訳 2007）。第一に，成長したと述べている人でも，必ずしもすべての面で成長を経験したわけではなく，一方では，なんの成長も経験しない人もいること。第二に，成長が存在するということは，苦痛や苦悩が存在しないという意味ではないこと。最後に，成長を経験したという人でも，どんな人にとっても悲劇や喪失が望ましいこと，あるいは成長にとって必要なことであると結論づけることはできないということである。

　また，PTG をとらえる際には私たちのパーソナリティや性別，年齢などの個体差や，社会や文化的な差異が存在することも考慮する必要がある。さらに，人生上の解決困難な危機がどのようなものなのかによっても PTG のとらえ方は異なってくると考えられる。とくに，本節で取り上げるような死別体験後の場合には，大切な人を喪っていることが前提となる。加えて，死に至った原因によっても，PTG が現れるか否かについては異なってくるといえる。

　以上の点を考慮したうえで，筆者の主張を簡略に紹介する。筆者がインタビュー調査を行った 2005 年 4 月 25 日に起きた JR 福知山線脱線事故の遺族のような，突然の事故による予期できない死の場合，さらに，遺族が裁判の渦中にある場合などは，遺族が死別体験からなんらかの良いことを得たと認識できるか否かは非常に難しい問題であるといえる。なぜなら，大切な人を亡くした悲しみから，なんらかの成長があったと遺族が認識するということは，同時に故人の死を肯定してしまうことにもつながるからである。つまり，遺族にとってその死別体験から成長した部分があることを認識する，または気づくということは，すなわち，亡くなった人の死を理由とした成長である。だからこそ，その成長を認めることは遺族にとっては非常に困難であろうと推測できる。ただし，死別による悲嘆感情を防衛したり合理化するという意図で，あるいは無意識的に，死別による自己の成長について語るという場合も考えられる。しかし，

この対処法では内心の矛盾を隠ぺいすることになるので，悲嘆をより複雑化させる可能性もあることを指摘しておく。

　このような予期できない突然死の特徴のひとつとして，ウォーデン（Worden, 2008 山本監訳　2011）は，とくに事故死や殺人においては公判や司法当局が絡んでくるため，「愛する人が殺人事件の犠牲者となった場合，喪の仕事を前へ進めていくことは，事件が司法で裁かれ決着をみるまではとても困難なことである」としている。筆者が行ったインタビュー調査でもフランツら（2001 富田・菊池監訳　2007）がいうようなポジティブな語りは得られなかった。この点に留意したうえで，本節では，遺族が悲嘆の渦中にいながらも，さまざまな選択活動を行いながら社会のなかで生きている能動的な存在であるという点に着目する。

(2) 遺族の悲嘆過程にみられた能動的な選択行為

　ここでは，2005年4月25日に起こったJR福知山線脱線事故の遺族へのインタビューのなかで特徴的であった「娘の最期が知りたい」という父親の想いに着目していく。これは初回のインタビューのなかで，初めて，事故で喪った娘に対する父親の心根が込められた語りでもあり，その後のインタビューでも何度も語られたものであった。ボス（Boss, 1999 南山訳 2005）は「曖昧性は，多くの人々に，未解決のトラウマと凍結した悲嘆をもたらす」としている。ウォーデン（2008 山本監訳　2011）も，故人の死を悲しむことができずに，その後異常あるいは複雑な悲嘆反応を示す状況要因のひとつとして，人の死が不確かな場合をあげている。

　この遺族のように，たとえ事故により死が事実であり遺体が存在し，死亡証明書や埋葬の儀式，納骨まで済ませた明確な死であったとしても，突然死の場合には，遺族にとっては死に至るまでの過程において曖昧な部分が残る（米田，2009）。父親の語りから，事故当日の曖昧な部分を埋める作業，とくに座席位置を探す作業に積極的に取り組んでいることがわかった。父親は，娘が事故の瞬間，どのような気持ちであったのかを共有したいと述べており，そのためには，娘がどこに座っていたのか，どこに立っていたのかを知ることが一番大事

なことだと思うと語っている。そして，怖がりな娘がどれだけ怖い思いをしたのかを，知ってやりたいとも語っていた。父親はこの座席探しの作業を通して，娘が亡くなるまでの事実を知ることと，事故の瞬間の娘の気持ちを実感したい，さらにはその思いを共有したいと考えているのである。娘が最期に座っていた座席位置を探すという行為は，亡くなった娘の気持ちを共有し，また内的な対話を実行する機会でもあり，さらに，突然いなくなってしまった娘に，再度きちんと出会うという意味も持っていると考えられる。野田（1992）は，日航機墜落事故の遺族へのインタビューから，遺体確認等の行為の重要性について述べているなかで，「遺体確認だけではないが，直接，事故に遭遇した家族を物理的にも精神的にも取り戻し，遺族の心のなかでもう一度，死の過程を歩んでいくことこそが，遺族の悲哀の癒しとなる」と述べている。

　脱線事故の遺族である父親が行った行為は，同時に，認めたくない大切な娘の死の現実を認めざるをえないという結果にもつながる。しかし，父親は座席を探す活動を選択し，実行している。このような死に至るまでの曖昧な部分を埋めようとする作業は，ただ悲しみに対して受動的であるというわけではなく，非常に能動的な作業であるといえる。ただし，この遺族のように座席探しを行わなかったとしても，そのことは死に対して受動的で望ましくないというわけではない。遺族は，それぞれの悲嘆のなかで，行為の仕方は異なっていたとしても，遺族という主体としては自ら悲嘆との向き合い方の選択を，能動的に行っていると考えられるからである。

　この点に関して，アティッグ（Attig, 1996　林訳　1998）は，「死別には選択の余地は，ほとんど，あるいは，まったくないが，悲しむ営みは選択の余地で満ちている」と述べている。そして「選択をするとき，新たな選択肢が目の前に開ける」とも述べている。この遺族も，座席位置を探す活動のなかで，事故の生存者や同じ遺族の人々との新たな人間関係を築いていった。

　死別体験後の遺族の能動的な選択に関しては，ストローブとシュット（Stroebe & Schut, 2001　富田・菊池監訳　2007）の死別への二重過程モデル（図2-1）でもみることができる。彼らは，死別体験後の日常生活において「喪失志向」と「回復志向」という正反対のベクトルを持った2種類のストレッサーがあるとしている。双方のストレスに対処するために，喪失志向コーピング

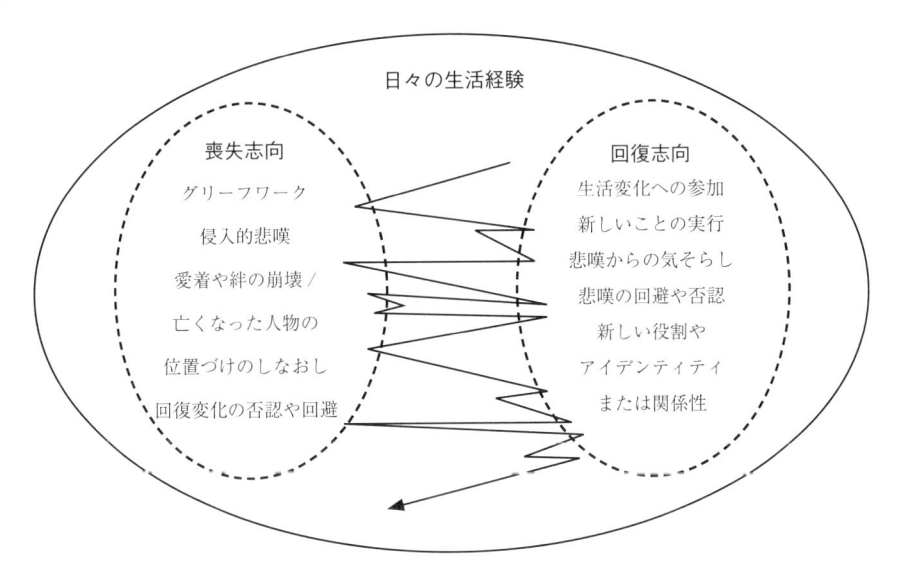

2 突然の死により遺された遺族の成長に関する一考察

```
            日々の生活経験
    ┌─────────────┐
   喪失志向              回復志向
  グリーフワーク        生活変化への参加
   侵入的悲嘆          新しいことの実行
  愛着や絆の崩壊／      悲嘆からの気そらし
  亡くなった人物の      悲嘆の回避や否認
  位置づけのしなおし     新しい役割や
  回復変化の否認や回避   アイデンティティ
                     または関係性
```

図2-1　死別へのコーピングの二重過程モデル
(Stroebe & Schut, 2001 富田・菊池（監訳）2007, p.71 より）

（対処）は死別体験自体に対応したり集中したりすることをさし，他方，回復志向コーピング（対処）としては，悲嘆からの気のそらしや，生活を立て直していくために必要なさまざまな手配を行うことなどが含まれている。私たちは，一度に喪失志向と回復志向の両方のコーピングに取り組むことは不可能であり，これらの2つの局面を行ったり来たりして揺らぐことを指摘している。彼らはむしろ，この揺らぎが適応的なコーピングの基礎となると述べている。ストローブとシュットは，「死別体験者は，生活上の喪失と変化のうち，どちらか一方に対して無視したり，集中したりすることをある程度選択できる」(Stroebe & Schut, 2001 富田・菊池監訳　2007) とも述べている。つまり，死別体験者は，死別の悲嘆に直面することが常に集中的に続いていくわけではなく，他方では，回復志向のコーピングにも取り組んでおり，悲嘆と向き合うなかで，人々は自ら喪失志向の課題に取り組んだり，逆に遠ざけたりするという能動的な選択を行っていると考えられる（米田，2011）。

フランソら（2001 富田・菊池監訳　2007）は，前述した調査から悲嘆経験者のうち96％の人が，自らを助けるために自分自身でなんらかの行動を行った

表 2-2　質問 4 に対する回答：自分自身を助けるために，自分でしたことは何か？
（Frantz et al., 2001 富田・菊池（監訳）2007, p.175 を筆者が一部改変）

	回答	%
1	仕事，あるいは学校に行った，忙しさを保ち，いつもの習慣に従い，家族の面倒をみた	25
2	語り，泣き，悲嘆し，感情を表出した	17
3	家族と親密になった	16
4	思い出を生かしたままにし，楽しく過ごしたときのことを考え，写真を見て，故人の友達と語った	12
5	自立的で，決断力を持ち，自己主張をし，自信を持ち，新たな優先順位をもった	8
6	信心，信仰心が強くなり，教会に行って祈った	8
7	休みをとり，旅行をした	6
8	運動をし，体重を減量し，健康的に食べた	6
9	カウンセリングをしてもらえる場所を探した	5
10	サポート・グループに行き，同じ状況の他の人たちと語った	4
11	故人が喜びそうなことをした	4
12	自分自身のために，服，ボート，家などを買った	4
13	故人の夢を見たり，故人と話したりして，その人が自分と一緒にいると信じる	4
14	他者を援助した	3
15	日記をつけた，歌，詩，手紙を書き，仲間を作った	3
16	ボランティアを行ったり，クラブに参加したり，授業を受講したりした	3
17	読書をした	3
18	何もしていない	4
19	否定，回避した	3
20	墓参りをした	2

注）N=397　複数回答のため，合計は 100％ではない。

という結果を報告している（表 2-2 参照）。彼らによると，自らを助けるために行っていたこととして，一方では「悲嘆に直面し，感じ，表現し，泣き，愛する人の思い出を生かしておこうとする」が，他方では「悲嘆を回避し，仕事，学校，子どもの世話，旅行，運動，買い物，ボランティア活動に身を投じ，少なくともしばらくの間は彼らの心の奥底に押し留めておこうとしたのである」（Frantz et al., 2001 富田・菊池監訳 2007）。つまり，「人々が自らを助けるためにしたことの半数が喪失や悲嘆に直面することであった一方で，他の半数は死を回避し，人生の他の側面に気持ちを向けていたことから，悲嘆に直面することも，回避することもそれだけが唯一の答えではなく，それらの組み合わせ

である」(Frantz et al., 2001 富田・菊池監訳 2007) とし，この結果はストローブらの提唱した悲嘆の二重過程モデルを裏づけているように思われると述べている（Frantz et al., 2001 富田・菊池監訳 2007）。

このように，私たちは，死別体験後も日常のなかでなんらかの選択を行いながら生活をしている。そのなかで，死者を想い喪失志向を選択する場合や，回復志向を選択する場合もある。これらの選択行為自体がすでに能動的な行為である。悲しみのなかでもなおこのような能動的な行為を行うことが可能であるということは，遺された人が持っている生きることへの力である。それは，決して受身的でもなく，後退または停止しているという状態でもなく，前へ動こうとしている力ともとらえることができる。だからこそ，大切な人を喪い悲しみのなかにいても，遺族は社会成員であることから逃げずに，それぞれの役割を遂行しながら生活を行っている。この点に注目すれば，死別体験後にも社会のなかでさまざまな能動的な選択を行いながら生きていこうとする行為自体を，遺族のもつ力であるととらえることもできよう。

おわりに

繰り返すが，前項の事例でも述べたように，この父親のように遺族の座席位置を探す作業を行わなかったからといって，受動的で望ましくないということではない。それぞれの遺族は，それぞれの悲嘆のなかで，行為は異なったとしても，主体としては能動的に悲嘆との向き合い方を選択していると考えられるからである。とはいえ，能動的な選択を行い，積極的に行動したことによって，かえって他者や社会との間でのトラブルが生じることや，人間関係のなかで大きなストレスが生起することもある点は留意しておく必要がある。さらに，積極的に行動することで，この父親のように娘の死という現実と向き合わなければならないという結果にもつながる。こうしたつらい点があるにもかかわらず，伝統的な悲嘆モデルのように，死別体験者は受身的な存在であるというとらえ方ではなく，自らが選択をし，その後の社会生活のなかで懸命に適応して生活を送っていること自体が，遺族の力であるととらえることもできる。

大切な人を亡くした遺族は，自らを日々悲嘆にくれながら悲しみに対して受

動的な存在であると主観的には認識しているかもしれない。また，死別体験であるからこそ，そこから自らが成長したと考えることは困難であるとも考えられる。しかしながら，現実には多くの死別体験者はさまざまな選択行為を行っていることや，自らの選択によって喪失志向と回復志向の双方を行ったり来たりしながら社会の一員として生活を送っている。その意味で，遺族はただ受動的な存在ではなく，むしろ，死別の悲しみと向き合いながらも，社会の成員として生きる力を持った能動的な存在であるということができる。

文 献

Attig, T. (1996). How we grieve: Relearning the world. Oxford University Press.
　（アティッグ，T. 林 大（訳）(1998). 死別の悲しみに向き合う　大月書店　p. 65.）
Boss, P. (1999). Ambiguous loss. Harvard University Press.
　（ボス，P. 南山浩二（訳）(2005).「さよなら」のない別れ　別れのない「さようなら」——あいまいな喪失　学文社　p. i.）
Calhoun, L. G. & Tedeschi, R. G.(2001). Neimeyer, R. A.（Ed.), Meaning reconstruction and the experience of loss. American Psychological Association.
　（カルホーン，L. G.・テデスキー，R. G. 富田拓郎・菊池安希子（監訳）(2007). 喪失と悲嘆の心理療法——構成主義からみた意味の探究　金剛出版　p. 131, p. 132, p. 135.）
Frantz, T. T., Farrell, M. M., & Trolley, B. C.(2001). Neimeyer, R. A.(Ed.) Meaning reconstruction and the experience of loss. American Psychological Association.
　（フランツ，T. T. ら　富田拓郎・菊池安希子（監訳）(2007). 喪失と悲嘆の心理療法——構成主義からみた意味の探究　金剛出版　p. 170, pp. 174-176.）
Harvey, J. H. (2000). Give sorrow words: Perspectives on loss and trauma. Taylor & Frank.
　（ハーヴェイ，J. H. 安藤清志（監訳）(2002). 悲しみに言葉を——喪失とトラウマの心理学　誠信書房　p. 32.）
近藤 卓（編）(2009). いのちの教育の考え方と実際（現代のエスプリ 499）至文堂　p. 155.
野田正彰（1992）. 喪の途上にて　岩波書店　pp. 61-62.
坂口幸弘（2010）. 悲嘆学入門——死別の悲しみを学ぶ　昭和堂　p. 109.
Stroebe, M. S., & Schut, H. (2001). Neimeyer, R. A.(Ed.), Meaning reconstruction and the experience of loss. American Psychological Association.
　（ストローブ，M. S.・シュット，H. 富田拓郎・菊池安希子（監訳）(2007). 喪失と悲嘆の心理療法——構成主義からみた意味の探究　金剛出版　pp. 70-71.）
宅 香菜子（2010）. 外傷後成長に関する研究——ストレス体験をきっかけとした青年の変容　風間書房　p. 39.

Worden, J. W. (2008). Grief counseling and grief therapy: A handbook for the mental health practitioner (4th ed.). Springer Publishing Company.
（ウォーデン，J. W.　山本 力（監訳）(2011)．悲嘆カウンセリング――臨床実践ハンドブック　誠信書房　pp. 199-200.）

米田朝香（2009）．死別と悲嘆――突然死によって大切な人を喪った遺族の事例から　近藤 卓（編）(2009)．いのちの教育の考え方と実際（現代のエスプリ 499）　至文堂　pp. 148-149.

米田朝香（2011）．突然死による遺族の悲嘆とその向き合い方　看護教育　52巻12号　医学書院　p. 1002.

3 看護師の悲嘆とレジリエンス

下稲葉かおり

「看護師なんだから,泣いちゃだめ」「看護師さんは,お仕事だから患者さんが亡くなっても悲しまないんでしょ」。看護師の経験に対して,このような看護師自身の自己見解,また看護師に対する他者見解があるのではないだろうか。看護師という専門職につく人々が,その専門を通してトラウマや悲嘆を経験するということは今まであまり認識されなかったといえる。

本節では筆者の博士研究をもとに,とくに緩和ケア病棟に勤務する看護師が経験する悲嘆とその特徴,影響因子,そして看護師の持つレジリエンス(resilience)について述べ,必要なサポートやセルフケアについて提言する。

(1) 背景

緩和ケアに従事する看護師の経験についての研究は,ストレスについてまとめたバチョン(Vachon, 1995)のものが代表的である。そのストレス経験のなかに,看護師が経験する悲嘆も含まれている。その後,パパダトウ(Papadatou, 2000, 2001 ; Papadatou et al., 2002)が小児の終末期医療に携わる医療者の悲嘆に焦点を当てた研究を発表し,医療者,とくに看護師の喪失・悲嘆の経験やその特徴について提示した。悲嘆は,「対象喪失に対する精神的,行動的,社会的,身体的,スピリチュアルな反応,その経験のプロセスである。悲嘆は喪失に対する個人的な経験であり,喪失とは死のみをさすのではない」(Rando, 1993)と定義される。悲嘆の原因となる喪失は,愛する人の死,関係の喪失(離婚・離別),ペットの死,健康の喪失,身体の一部(または身体機能)の喪失,自尊心の喪失などを含む。悲嘆は,喪失に対する自然な反応であり,悲し

むことは健康的なことといえよう。

　本節のなかで紹介する日本人看護師の悲嘆は，緩和ケア病棟で終末期ケアに携わる看護師に焦点を当てた研究をもとにしている。2012年現在，日本全国に244の緩和ケア病棟（4,836床）が存在する（日本ホスピス緩和ケア協会，2012）。平均在院日数は約40日で，短縮傾向がみられるが，急性期病院に比べると長く，諸外国と比較して長くなっている。

(2) 研究方法

　本節のベースになる日本人看護師に焦点を当てた悲嘆の研究は，2006年から2009年にかけてデータ収集し，そのデータを，質的研究方法（グランデッドセオリー）を用いて分析した（Shimoinaba et al., 2009）。以下に研究対象，研究プロセスについて述べる。

　研究対象は，緩和ケア病棟に勤務する正看護師。インタビュー参加者を得るため，参加者を募るポスターと研究説明書を全国159の緩和ケア病棟（2006年5月1日当時）に郵送。興味のある看護師にはEメールで連絡してもらい，インタビューの日時を決めた。参加者はすべて異なる緩和ケア病棟から選んだ。
　グランデッドセオリーを用いての分析のため，各インタビューが終わるたびに分析を行い，前のインタビューと後のインタビューの分析内容を比較し，データの飽和が起こるまでインタビューを続けた。最終的に13名の看護師に対し，18回のインタビューを実施した（3名が2回参加，1名が3回参加）。分析比較を行っていくなかで，看護師の悲嘆の経験についてのセオリーが見いだされた。

(3) 結果・考察

　|何か穴が空いたというか，抜け落ちたような。すっぽり何かなくなったような感じ……今までそこに埋まっていたものがなくなるような。忘れ

ていることもあるし，また出てくることもあります。その人を思い出すと，何かやっぱり，何かスカスカする」（ナース 13）

これは受け持ち患者が亡くなったあとの気持ちを，ある看護師が語ったものである。「（心に）穴が空く」「今までそこに埋まっていたものがなくなるような」という経験。これは看護師が悲嘆を経験していることを明確に表している。

① 4つの喪失・悲嘆
看護師が経験する喪失・悲嘆を分析するなかで，その特徴から以下の4つに分けられた。
・関係が築かれた患者の死，その後の悲嘆
・予期悲嘆
・看護師個人の喪失・悲嘆との重なり
・専門職としての喪失
ここでは看護師のコメントを紹介しながら，4つの悲嘆それぞれを解説する。

〈関係が築かれた患者の死，その後の悲嘆〉
　「長い間かかわっていくなかで，ある程度関係が築かれていきますよね。親しくなったりした場合，すごく亡くなっていくこと，やっぱりほんと自分自身が寂しいというか，悲しいというか。かかわりが深ければ深いほど……対象を失ったときの悲しみが深いというか，寂しさを強く感じますね」（ナース 9）
　「その方のことをみんなと話すと，涙が出てきちゃったりとか，なんかこう，いつもの自分じゃないっていうか。初めての経験ですけど，自分も喪失体験をしたんだなって，しばらくしてから感じたっていうか」（ナース 5）

これらは，患者が亡くなったあとの看護師の悲嘆の表現である。看護師は専門職として職場において患者と出会うが，人対人としての関係が築かれた対象を失うという喪失を経験している。

3　看護師の悲嘆とレジリエンス

　インタビューに参加したほとんどの看護師が勤務する緩和ケア病棟で，受け持ち制（プライマリーナーシング）が取り入れられていた。プライマリーナーシングとは，受け持ちになった看護師が入院から退院に至るまでのケアコーディネーションを行うというものである（Ritter-Teitel, 2002）。受け持ち看護師はプライマリーナースと呼ばれ，勤務のときにはほとんど毎回自分のプライマリーの患者を受け持つ。受け持ち患者への責任，そして日々受け持ちをすることから，プライマリーナースと受け持ち患者はとても近い関係を築くことが多い。上記のコメントからも明らかなように，そのプライマリーの患者が亡くなったとき，看護師がその死（関係の喪失）を悲しむということが起こる。

〈予期悲嘆〉

　「最初来られた時に元気っていったら何だけど，そういう方がだんだん状態が悪くなっていってっていうのは，結構つらいですね。何か寂しいというか……受け持ちで，だんだん状態が悪くなってきて，いつ亡くなってもおかしくないっていう時は，やっぱり仕事行ってもすごく……すごく落ち着かないような感じ」（ナース15）

　予期悲嘆とは，その死や喪失を予期して患者自身，またはその家族が悲しむことをさす（Rando, 2000）。しかしこの研究のなかで明らかになったのは，看護師もまた予期悲嘆を経験するということである。病状悪化などを目の当たりにすることにより，看護師も患者の死，その関係の喪失を予期して悲しんでいる。

〈看護師個人の喪失・悲嘆との重なり〉

　「私，父親を亡くしてるんですね。年齢的にも症状的にもダブってしまった部分とかがあった時は，ちょっとしんどいかなって思うんです」（ナース9）

　「母親が亡くなってから普通に仕事もしていて，ほかの患者さんとかご家族と一緒にこう，涙したりしてたけども，私，自分の悲しみで泣いていたんだなって。自分が悲しい，自分の悲しみで泣くうちは本当のケアして

ないわって」(ナース4)

　インタビューに参加した看護師の多くが，両親や祖母などとても関係の近い人々の死を経験していた。そして，これらのコメントから明確であるように，病棟でケアする患者や家族をみていて，年齢・疾患・症状・家族構成などが自分や自分の家族のものと重なるとき，自分の喪失が再び呼び起こされるという経験をする。さらには，患者・家族の悲しみに触れることによって，再度自分の悲嘆に気づくという経験をする可能性がある。

〈専門職としての喪失〉
　　「すごく何て言うか，申し訳ないなとか，何かもうちょっと，こうしてあげられたらよかったとか，後で考えたりすることがある。すごく自分の未熟さを痛感というか」(ナース15)
　　「その苦痛を代わってあげられるわけじゃないし，見てる自分もつらいし，患者さんもつらいし，家族もつらいし……痛みが取れれば話もできるし，お風呂にはいったりとかね，すごくQOLは上がるんだろうと思うけども，なかなかこう，うまくコントロールがつかない方がいて。これは本当にどうしたらいいのかなって思っちゃいますね」(ナース12)

　専門職として，また緩和ケアに従事する者として，看護師は患者のQOL（クオリティー・オブ・ライフ）を向上させることをめざして日々のケアに取り組んでいる。上記のコメントにもあるように，疼痛コントロールはそのひとつの例である。しかし残念ながら，いつもその目標が達成できるとは限らない。目標達成ができなかった場合，看護師は失敗したと感じたり，強い罪責感を感じたり，専門職としての自信を失ったりしている。緩和ケアに携わる看護師が，専門職としての自尊心の喪失を経験しているといえる。

② 看護師の悲嘆の特徴
　看護師が自身の喪失・悲嘆をどのように表現するか，また看護師の経験がどのように取り扱われるかにはいくつか特徴がみられる。ここでは3つの特徴の

紹介と，その特徴によってもたらされる結果について述べる。

〈悲嘆の蓄積〉

医療システムのなかでは，ベッドが空けばすぐに次の患者の入院を受け入れなければならないのが現状である。その状況のなかで，患者の死後，看護師が自分の悲嘆を自覚していてもしていなくても十分に悲しむ時間を持てないことが多い。その繰り返しによって，悲嘆の蓄積が起こると考えられている。

〈社会に認められない（公認されない）悲嘆〉

社会に認められない悲嘆とは，公に認められない，または社会的サポートを受けられないような喪失を経験する喪失と定義される（Doka, 1989）。看護師は専門職だから，それが仕事だから，患者の死によって悲しむことはないと一般的に考えられたり，また看護師自身が自分は悲しむべきではないと，自分の悲しみを認めないというようなことが起こる。

〈悲嘆の表現〉

先に述べたパパダトウ（2001）は，医療者の悲しみの表現について「悲しむこと」と「抑制すること」の2つの間で揺れ動いていると述べた。時に悲しみを抑制することは，目の前にある仕事を成し遂げるために必要なコーピングと考えられている。しかし，悲しむことを抑制しつづけることは危険である，と述べている。

喪失経験に対して，悲嘆を感じるということはとても自然なことである。そして，十分に悲しむことは，その心の傷を癒すのに大切だといわれている（Rando, 1984）。しかしここで述べたように，看護師の悲嘆が蓄積したり，認識されなかったり，また抑制するままで表現されることがなかったりすると，その結果として，ケアする患者との心・関係における距離ができたり，ケアに対する満足感・達成感の低下や専門職としての自尊心の低下が起こったり，ひいてはバーンアウトの原因になるといわれている（Papadatou et al., 2002）。

③ 影響因子

看護師の悲嘆の経験には，いくつかの影響因子があることがわかった。それは，看護の本質からくるものもあれば，日本の文化や医療制度からくるものもある。

〈関係の構築〉

看護の本質として，看護師は患者と癒しをもたらす真の関係を築くことをめざしている。筆者の研究のなかでは，看護師たちは患者のことを「その人」と呼び，看護師と患者の関係を「人対人」の関係と述べた。さらに，緩和ケアにあって「その人らしさ」をサポートすることを目標にしていた。看護師は看護師という職業人としてのみではなく，ひとりの「人」として患者に向かい合っていることになる。関係を築くうえで，内と外という概念のある日本において，この深いレベルでの関係構築はすべての患者・看護師間に起こるのではなく，先に述べたプライマリーナース制度が影響しているということも明らかとなった。

〈日本の医療制度〉

先にも述べたように，日本は海外と比べて入院期間が長い傾向にある。さらには，看護師はフルタイムでの勤務体制がほとんどである。そのため，患者と接する時間が長くなり，そのことによって患者との関係をより深く築くことができる一方，患者の機能低下・病状悪化・死のプロセスを目の当たりにすることが多くなる。

〈教育の不足〉

医療の現場，まして緩和ケアの現場では多くの死・悲嘆に直面する。しかし，ほとんどの看護師が，「死」について，そして「看護師自身の悲嘆について」きちんと教育を受けたことがないと述べた。

④ レジリエンス

看護師が仕事を通して悲嘆の経験をしていることが明らかとなったが，その

ようななかでも，看護師が勤務を続けられている理由についても探っていく必要がある。ここでは，看護師の持つレジリエンスについて考えたい。

　レジリエンスの定義はさまざまあるようであるが，ここでは「重大な困難や人生の危機に直面している状況において，効果的な適応をすることができる能力，そのプロセスと定義される。レジリエンスは，個人・グループ・コミュニティに適用され，困難を通しての成長の可能性を含む」という定義を用いる（Machin, 2007 ; Monroe & Oliviere, 2007 ; Newman, 2004）。

　　「やっぱり患者さんの看取りを大事にしようと思っているから。最後の締めくくりだから，家族にとってもこれからのことに影響することだし，人生，その人の人生だから」（ナース 13）
　　「その人の最期という瞬間に傍にいられるというのは幸せだと思っているので」（ナース 14）
　　「自分を必要としてくださったり頼ってくれたりとか，やっぱりうれしいっていうかね，やりがいを感じるんでしょうね。患者と看護師であっても，人対人だと思うので，人としてその人の生き方とかを魅力的に感じたりするってことなんだと思います」（ナース 12）

　これらのコメントに共通しているのは，看護師が困難な状況（死との直面・悲嘆の経験）において持ち合わせている内なる強さ，レジリエンスといえる。

　　「多くの患者さんの生き方をみさせていただいて，私自身多くを学び，成長できていると思っています。この仕事を通して何かを与えられていて，それが私を人間として豊かにしてくれていると思います」（ナース 12）

　看護師が直面する患者・家族の苦痛や悲しみ，そして看護師自身が経験する悲嘆は，この定義にある「重大な困難」と考えられる。しかし，上記の看護師のコメントにあるように，その経験のなかにあって彼女たちは効果的な適応をし，学び，そして成長を実感することができている。

　レジリエンスは個人の内に備わっているものであり，さらに発展させること

ができ，人生の異なるステージにおいて変化するものであると理解されている（Tusaie & Dyer, 2004）。レジリエンスの発展を促す要因として，個人の要因と環境要因の2つが述べられている。個人の要因には，コーピング方法を得ること，自分の限界を見極められること，自分の内面に向き合えること，自己認知やセルフケアが含まれる（Rouse, 2001）。環境要因には，他者からのサポート，とくに専門分野におけるサポートやガイダンスが含まれる。

さらに意味を見いだすこと（ここでは，「意味づけ」と呼ぶ）は，個人のレジリエンスに重要な影響を及ぼす。出来事に対して意味づけをすることは，積極的なコーピング方法と解釈されている。また個人の持つ文化的背景は，個人の価値や信念・知見に影響することから，この意味づけにも影響を及ぼすと考えられている。

(4) 提言

看護師が自身の専門を通して悲嘆を経験することが明確となった。同時にレジリエンスを持っていることもわかった。それを発展させていくために以下のようなことが必要であろう。

まずは，看護師自身そして教育者が看護師の喪失・悲嘆の経験についての認識をすること。そして，職場において必要なサポートの構築（臨床でのスーパービジョン，ピアサポート，チームの確立など）が必要である。さらには，看護師が自身のケア（自己認知・セルフケア）について学び実践していくことである。セルフケアは「内なる自己と感情的痛みに関係することができる方法」と定義され（Hayhurst, 2005），看護師が患者の全人的ケアを志しているように，看護師自らの全人的ケア（身体，心，感情，スピリチュアル）に目を向けることが必要である。最後に，死生観やコーピングなどについての継続教育が不可欠といえる。

おわりに

本節では，看護師の悲嘆とレジリエンスについて述べた。看護師はその専門

を通して悲嘆を経験するが，同時にレジリエンスを持ち合わせ，人としての成長を感じることができている．今後，看護師の悲嘆についての理解を深め，レジリエンスを発展させていくためのサポート・教育を構築していく必要がある．

引用文献

Doka, K. J. (1989). Disenfranchised grief : Recognizing hidden sorrow. New York: Lexington Books.

Hayhurst, L. (2005). Compassion fatigue: Loss, grief and professional functioning. *Nursing Review*, 8-9.

Machin, L. (2007). Resilience and bereavement: Part 1. In B. Monroe & D. Oliviere (Eds.), Resilience in palliative care: achievement in adversity. Oxford: Oxford University Press. pp. 157-165.

Monroe, B., & Oliviere, D. (2007). Introduction: unlocking resilience in palliative care. In B. Monroe & D. Oliviere (Eds.), Resilience in palliative care: achievement in adversity. Oxford: Oxford University Press. pp.1-7.

Newman, T. (2004). What works in building resilience? Ilford: Barnardo's.

日本ホスピス緩和ケア協会 (2012) 緩和ケア病棟入院料関連資料
(http://www.hpcj.org/what/aboutpcu.html)

Papadatou, D. (2000). A proposed model of health professionals' grieving process. *Omega*, 41 (1), 59-77.

Papadatou, D. (2001). The grieving healthcare provider: Variables affecting the professional response to a child's death. *Bereavement Care*, 20 (2), 26-29.

Papadatou, D., Papazoglou, I., Bellali, T., & Petraki, D. (2002). Greek nurse and physician grief as a result of caring for children dying of cancer. *Pediatric Nursing*, 28 (4), 345-353.

Rando, T. A. (1984). Grief, dying, and death: clinical interventions for caregivers. Illinois: Research Press.

Rando, T. A. (1993). Treatment of complicated mourning. Illinois: Research Press.

Rando, T. A. (2000). Clinical dimensions of anticipatory mourning: Theory and practice in working with the dying, Their loved ones, and their caregivers. Illinois: Research Press.

Ritter-Teitel, J. (2002). The impact of restructuring on professional nursing practice. *JONA*, 32 (1), 31-41.

Rouse, K. A. G. (2001). Resilient students' goals and motivation. *Journal of Adolescence*, 24, 461-472.

Shimoinaba, K., Oconnor, M., Lee, S., & Greaves, J. (2009). Staff grief and support systems for Japanese health care professionals working in palliative care. *Palliative and Supportive Care*, 7, 245-252.

Tusaie, K., & Dyer, J. (2004). Resilience: A historical review of the construct. *Holistic Nursing Practice*, 18 (1), 3-8.

Vachon, M. L. S. (1995). Staff stress in hospice/palliative care: A review. *Palliative Medicine*, 9, 91-122.

参考文献

Shimoinaba, K. (2011). Shifting focus: Providing human-to-human care in the context of death: A grounded theory from Japanese nurses' perspectives. Monash University, Melbourne.

4 遺族ケアの基本姿勢とアセスメントの重要性

松原芽衣・大西秀樹

　筆者が心理職として勤務していた大学病院の精神科では，がん患者および患者の家族のケアを専門に行っている。また，家族へのケアは患者存命中に限らず，その後遺族となったときにも必要に応じて外来診療を行っている。多くの人にとって親しい人の死はとてもつらい出来事であり，家族や友人など周囲に支えられながらその経験を乗り越えていく。ところが，なかには専門的な支援が必要となる場合もある。本節では，臨床における遺族ケアの基本姿勢について述べ，とくにアセスメントの重要性について伝えたい。

　死別に限らず，困難な状況にある人を支えるものは家族，友人，医療者，福祉関係者，法律関係者，宗教者などさまざまである。立場が違えば，その人が果たす役割も異なるだろう。ここで紹介するのは，筆者が医療現場において重要だと感じた事項であることをご理解いただきたい。

(1) 臨床における基本姿勢

① 支援の目標

　私たちは日々，人の言動に感銘を受けたり，傷ついたり，それをきっかけに行動を改めたりしている。こうして人は，互いに感化し合うことで自己や他者との関係を変化させ，成熟していく。配偶者，親，子どもなど身近な関係であるほど，互いに与える影響は大きいだろう。ところが，死はこうした相互作用を断ち切る。人生で最も困難なときに，かつてさまざまな苦難をともに乗り越えてきた相手はおらず，遺された者はひとりで課題に挑まなければならないのである。たとえるならば，これまで2人で漕いできた船をひとりで漕ぎはじめ

なければならない状況であり，負担は倍増する。死別はその事実を消し去ることや忘れ去ることができず，人生に影響を与えつづける（Havey, et al., 1992）。では，なにをめざして遺族を支援していけばよいだろうか。

　フランクル（Frankl, 1947 山田・松田訳 1993）は，自身の強制収容所での体験をもとに，生きる意味について論じているが，彼は生きる意味にひとつの解答を用意しなかった。人生にはさまざまな苦難や選択のときが訪れる。彼はこれを人生からの問いと表現し，私たちは人生からの問いにその都度答えを出して行く存在であるとした。人は答えを導き出した瞬間にそのときの生きる意味を実現するのであり，人生はそれの繰り返しであると述べたのだ。また，ハーマン（Herman, 1992 中井訳 1999）はトラウマに立ち向かう人への支援の最終段階として，遺された者が世界と再びつながり新たな未来を創造することをあげている。死別の悲しみは，人生から出されるひとつの問いである。支援者は，この難題に対する答えを遺族自身が見つけるプロセスを支えていくのであり，支援における狭義の最終目標は，遺族が再び人生を歩みはじめること，その先にある人生からの問いに答えていく力を再び遺族自身が感じられるようになることであると，筆者は考えている。

② 伴走者になる
　ある白血病の患者とこんな会話を交わしたことがある。この方は骨髄移植を受けており，あと一度でも再発すればもうほかに治療法が残っていないという状況だった。ある日，一人の看護師から「神は乗り越えられる試練しか与えないのですって。だからあなたもきっと乗り越えられるわ」という言葉をかけられたそうだ。この方はこれに対して憤りを感じており，「自分が望んで病気になったのではない。こんなことを言うなんて無責任過ぎる。そんなに言うなら，自分が病気になってみればいい」と言って悔し涙を浮かべていた。さらに，仮に筆者が患者だったとしたら，この言葉をどう思うかとたずねられたので，「私もこの言葉を受け入れるのは難しいだろうと思います。けれども，その言葉のように試練を乗り越えられたらいいなとも思います」と答えた。これには，この方も同意した。

　患者も遺族も，人生からの問いに答えようと必死でもがき，その苦しみか

ら抜け出せる日がくることを望んでいる。しかし，その日はそう簡単に訪れてはくれない。愛着理論を提唱したボウルビー（Bowlby, J）は，悲嘆研究の第一人者でもある。そのボウルビーが，深く悲しむことは再体制化や新しい愛着を生み出すために必要なプロセスであると述べている（Bowlby, 1979 作田訳 1981; 1980 黒田ら訳 1981）。悲しみや苦悩は時が解決してくれるのではなく，そうしたさまざまな感情や実際的な問題と向き合うことで少しずつ整理をつけていくことができる。支援者の果たす役割はここにある。カルホーン（Calhoun, L. G.）とテデスキー（Tedeschi, R. G.）は"Handbook of Posttraumatic Growth"のなかで，臨床家はクライエントのエキスパートコンパニオンであれと繰り返し強調している（Calhoun & Tedeschi, 2006）。日本語で表現するならば，"伴走者"であろうか。彼らの意はつまり，他人が作り出した理想の遺族の姿へと遺族を誘導するのではなく，遺族が死別の事実や感情と向き合い，それらと折り合いをつけていく過程を支えることが臨床家の果たす重要な役割であるということである。また，フランクルは，誰かとかかわりを持ちつづけていようとする行為は，人生からの問いに対する答えを見つけることを促進する要素であるとしている（Frankl, 1959 霜山訳 1985）。つまり，伴走者として遺族の傍らに居つづけることがまず重要であり，遺族の孤立を回避するためにも，安心して話せる環境を臨床家が提供することは大切なことなのである。そこで次に，遺族が安心できる環境を作る際に欠かせない態度について触れる。

③　静かに話を聴く

　死別の影響は生涯続く。遺族を前に，私たちはこの事実をしばしば忘れてしまうため注意が必要だ。リーマンら（Lehman, Ellard, & Worman, 1986）の調査によると，遺族らは周囲から受けた支援の8割が助けにならなかった（unhelpful）と回答している。この助けにならなかった支援とはどのようなものかというと，「彼女は精一杯生きたのよ」「ほかにも息子さんがいることに感謝しないと」「神の意思に疑問を持ってはいけないわ」などといった励ましである。こうした遺族に向けられる言葉は「なんと声をかけてよいのかわからない」という思いから発せられるのだろうとリーマンらは述べており，当然彼ら

は遺族を傷つけるつもりなどない。ところが，その意に反して，こうした言葉は遺族を救うことなく，むしろ傷つけ孤立させることが多い。「人を失った悲しみには，人それぞれの方向と道のりがある。ただ『残念です』とだけ言って，相手が話したいのであれば静かに聴いてあげる。遺族にとってはそのような行為が助けになる事が多く，後で感謝の念をもって思い出すのである」とハーヴェイは言っている（Harvey, 2000 安藤訳 2002）。遺族のトラウマ経験後の成長（PTG）を促すとされる質問の仕方も一部にはあるが（Calhoun & Tedeschi, 2006），そうした細かな技法よりなによりも，遺族の支援には真摯に彼らの話を聴きつづけることが必要である。

さて，話を静かに聴くことの重要性について述べたが，時には積極的に臨床家が意見すべきときもある。

④ 誤解を解く

遺族はときどき，罪悪感をいだいていることがある。たとえば，「あの薬を飲ませていたせいで死んでしまったのではないか」「もっと早くに検査を受けていれば助けられたのではないか」などの医療に対するものや，「もっとできることがあったのではないか」というような介護していた遺族自身に対するものなどだ。重大な喪失には罪悪感が伴いがちであり，その罪悪感を処理するためには「その死とはなんら関係がない」と理解し，自分自身をその責任から解放してやらねばならない（Harvey, 2000 安藤訳 2002）。このような事態に出くわしたとき，遺族とともに事実を確認していくと，実際には的確な医療を受けられるよう最善を尽くして行動していたり，家族として十分に支えていたりしたことが明らかになるはずである。そのようなときには，当時の判断や行動は的確であったこと，十分努力されてきたことを遺族へ伝えるべきである。同様に，「あんなこと言うなんて……あれがあの人の本心だったのかしら……」などの亡き人の言動にショックを受けている遺族もしばしばいる。すべてのケースではないが，このようにふだんと違う言動というものは，原病や薬の副作用や終末期の意識障害による影響で意識が朦朧としていたことが原因であるかもしれないのだ（Wada, 2010）。誰でも，高熱でうなされているときの発言をすべて覚えているわけではないし，ましてやそうした発言をもって"本来の姿"

とされてしまうのは誰もが納得いかないはずである。このように，いだく必要のない罪悪感や誤解を遺族が持っている場合には，それを積極的に正すことも必要である。そして，不要な罪悪感や誤解を見抜くためには，臨床家自身が治療に関する知識をはじめ，患者や遺族を取り巻くさまざまな問題について知識を深めておかなければならない。そこで次は，がん患者の家族および遺族に起こりうる諸問題について触れる。

(2) アセスメントの重要性
──がん患者の家族と遺族の諸問題

　がんという病気が疑われはじめたときから，患者同様に家族もさまざまな影響を受けはじめる。まず，身体面については心疾患発病の増加（Shaw et al., 1997），慢性的な睡眠障害（Carter, 2002）が起きることなどが研究者による調査によって指摘されている。時には，家族自身もがんを患っていることもある（Onishi et al., 2005）。また，遺族における死別後早期の死亡率は男女ともに高く，男性の死因の70％は心疾患であったという報告もある（Mellstrom et al., 1982 ; Parkes et al., 1969）。

　精神面についても，がん患者の家族における精神医学的有病率はおよそ10〜50％であり（Braun et al., 2007），疾患名としてはうつ病，適応障害などが多い（Akechi et al., 2006 ; Chentsova-Dutton et al., 2002）。なお，家族が呈する抑うつの程度はがん患者と同等といわれており，患者の治療や病状の変化と連動しながら継続する（Northouse et al., 2000）。また，死別は高齢者におけるうつ病を引き起こす最大要因であり（Cole & Dendukuri, 2003），主たる介護者であった家族の約3分の1が，患者の死後1か月以内にうつ病を呈していたという報告もある（Prigerson et al., 1997）。さらに，遺族の47％が，死別後1年以内にうつ病の基準を満たす症状を経験しているという（Clayton, Halikes, & Maurice, 1971）。精神科を受診した遺族においては8割になんらかの精神医学的診断がつき，その内訳としては全体の39％がうつ病，28％が適応障害であった（Ishida et al., 2011）。また，遺族は自殺のリスクも高く，死別後1年以内はとくに注意が必要である（Erlangsen et al., 2004）。ことに高齢

の男性に多く,死別直後に自殺率が15倍に高まる(Erlangsen et al., 2004)。

さらに,家族は患者を看病するために自分の社会生活を断念し,経済的な負担も増大する(Covinsky et al., 1994)。遺族においては家族間の問題,社会生活に関する困難,家庭生活に関する困難,生活環境の変化,不適切な支援,経済的困難などの問題に直面しがちである(Dakof & Taylor, 1990)。

以上のように,患者の家族や遺族は愛する者を失う苦しみだけでなく,身体,精神,そして社会生活の面でも多くの課題を抱えている可能性をはらんでいる。すでに専門家の支援を受けていても,時には薬の副作用によって患者の介護すらままならず苦しんでいる場合もある(Wada et al., 2011)。それゆえ,支援者は常に多面的なアセスメントを行うことが大切であり,もしも心身の健康が損なわれていると疑われたり,福祉や法律の助けが必要な状況にある場合には,適宜それぞれの専門機関へ連携していく責任がある。

おわりに

心理面への支援について話題にする際,私たちはしばしば個人の体験や感情にばかり目を向けてしまいがちだ。もちろん,筆者も心理士として個人が感じていること(主観)に重きを置いている。しかし,主観を重視するということは,決して客観を無視するということではない。遺族ケアにあたる方々には,本節で触れたように多面的なアセスメントを行うことを忘れず,遺族とともに一歩ずつ課題に取り組んでいっていただきたいと思う。

文献

Akechi, T., Akizuki, N., Okamura, M., Shimizu, K., Oba, A., Ito, T., et al. (2006). Psychological distress experienced by families of cancer patients: Preliminary findings from psychiatric consultation of a Cancer Center Hospital. *Japanese Journal of Clinical Oncology*, 36 (5), 329-332.

Bowlby, J. (1979). The making and breaking of affectional bonds. London: Tavistock.

（ボウルビィ, J. 作田 勉（訳）(1981). ボウルビィ母子関係入門 星和書店）
Bowlby, J. (1980). Loss: Sadness and depression. London: Hogarth.
（ボウルビィ, J. 黒田実郎・横浜恵三子・吉田恒子（訳）(1981). 母子関係の理論（3）対象喪失 岩崎学術出版社）
Braun, M., Mikulincer, M., Rydall, A., Walsh, A., & Rodin, G. (2007). Hidden morbidity in cancer: Spouse caregivers. *Journal of Clinical Oncology*, 25 (30), 4829-4834.
Calhoun, L. G., & Tedeschi, R. G. (2006). Expert companions: Posttraumatic growth in clinical practice. In G. C. Lawrence & G. T. Richard (Eds.), Handbook of posttraumatic growth. Mahwah, NJ, US: Lawrence Erlbaum Associates Publishers. pp. 291-310.
Carter, P. A. (2002). Caregivers' descriptions of sleep changes and depressive symptoms. *Oncology Nursing Forum*, 29 (9), 1277-1283.
Chentsova-Dutton, Y., Shucter, S., Hutchin, S., Strause, L., Burns, K., Dunn, L. et al. (2002). Depression and grief reactions in hospice caregivers: From pre-death to 1 year afterwards. *Journal of Affective Disorders*, 69 (1-3), 53-60.
Clayton, P. J., Halikes, J. A., & Maurice, W. L. (1971). The bereavement of the widowed. *Diseoses of the Nervous System*, 32 (9), 597-604.
Cole, M. G., &Dendukuri, N. (2003). Risk factors for depression among elderly community subjects: A systematic review and meta-analysis. *The American Journal of Psychiatry*, 160 (6), 1147-1156.
Covinsky, K. E., Goldman, L., Cook, E. F., Oye, R., Desbiens, N., Reding, D. et al. (1994). The impact of serious illness on patients' families. SUPPORT investigators. Study to understand prognoses and preferences for outcomes and risks of treatment. *The Journal of the American Medical Association*, 272 (23), 1839-1844.
Dakof, G. A., & Taylor, S. E. (1990). Victims' perceptions of social support: What is helpful from whom? *Journal of Personality and Social Psychology*, 58 (1), 80-89.
Erlangsen, A., Jeune, B., Bille-Brahe, U., & Vaupel, J. W. (2004). Loss of partner and suicide risks among oldest old: A population-based register study. *Age and Ageing*, 33 (4), 378-383.
Frankl, V. E. (1947). Trotzdem Ja zum Leben sagen. Wien: Deutick.
（フランクル, V. E. 山田邦男・松田美佳（訳）(1993). それでも人生にイエスと言う 春秋社）
Frankl, V. E. (1959). Man's search for meaning. New York: Washington Square Press.
（フランクル, V. E. 霜山徳爾（訳）(1985). 夜と霧——ドイツ強制収容所の体験記録 みすず書房）
Havey, J. H., Orbuch, T. L., Weber, A. L., Merbach, H., & Alt, R. (1992). House of pain and hope: Accounts of loss. *Death Studies*, 16, 99-124.
Harvey, J. H. (2000). Give sorrow words: Perspectives on loss and trauma. Philadelphia, Pa.: Brunner/Mazel.

(ハーヴェイ, J. H. 安藤清志（訳）(2002). 悲しみに言葉を 誠信書房）
Herman, J. (1992). Trauma and recovery: The aftermath of violence from domestic abuse to political terror. New York: BasicBooks.
(ハーマン, J. L. 中井久夫（訳）(1999). 心的外傷と回復〔増補版〕 みすず書房）
Ishida, M., Onishi, H., Wada, M., Tada, Y., Ito, H., Narabayashi, M., et al. (2011). Psychiatric disorders in patients who lost family members to cancer and asked for medical help: Descriptive analysis of outpatient services for bereaved families at Japanese cancer center hospital. *Japanese Journal of Clinical Oncology*, 41 (3), 380-385.
Lehman, D. R., Ellard, J. H., & Wortman, C. B. (1986). Social support for the bereaved: Recipients' and providers' perspectives on what is helpful. *Journal of Consulting and Clinical Psychology*, 54 (4), 438-446.
Mellstrom, D., Nilsson, A., Oden, A., Rundgren, A., & Svanborg, A. (1982). Mortality among the widowed in Sweden. *Scandinavian Journal of Social Medicine*, 10 (2), 33-41.
Northouse, L. L., Mood, D., Templin, T., Mellon, S., & George, T. (2000). Couples' patterns of adjustment to colon cancer. *Social Science & Medicine*, 50 (2), 271-284.
Onishi, H., Onose, M., Okuno, S., Yae, S., Mizuno, Y., Ito, M. et al. (2005). Spouse caregivers of terminally-ill cancer patients as cancer patients: A pilot study in a palliative care unit. *Palliative & Supportive Care*, 3 (2), 83-86.
Parkes, C. M., Benjamin, B., & Fitzgerald, R. G. (1969). Broken heart: A statistical study of increased mortality among widowers. *British Medical Journal*, 1 (5646), 740-743.
Prigerson, H. G., Bierhals, A. J., Kasl, S. V., Reynolds, C. F., 3rd, Shear, M. K., Day, N. et al. (1997). Traumatic grief as a risk factor for mental and physical morbidity. *The American Journal of Psychiatry*, 154 (5), 616-623.
Shaw, W. S., Patterson, T. L., Semple, S. J., Ho, S., Irwin, M. R., Hauger, R. L. et al. (1997). Longitudinal analysis of multiple indicators of health decline among spousal caregivers. *Annals of Behavioral Medicine*, 19 (2), 101-109.
Wada, M., Ito, H., Wada, M., Wada, T., Tada, Y., Ishida, M. et al. (2011). Drug-induced akathisia as a cause of distress in spouse caregivers of cancer patients. *Palliative & Supportive Care*, 9, 209-212.
Wada, T., Wada, M., Wada, M., & Onishi, H. (2010). Characteristics, interventions, and outcomes of misdiagnosed delirium in cancer patients. *Palliative & Supportive Care*, 8 (2), 125-131.

5 長期にわたる喪失経験によるPTG
―― PTGを支える「プロセス」の重要性

飯牟礼悦子

　私たちは，長い人生のなかでさまざまな「喪失」に出会う。死別経験をはじめとした多様な喪失を伴う経験に関する研究を行ってきたハーヴェイ（Harvey, 2000）によると，喪失経験とは「個人が生活のなかで感情的に投資している象徴的，物理的な資源の減少を伴う経験」であると定義されている。具体的には，喪失を伴う経験の種類は，①死別経験，②対人関係の破綻（例：離婚，離別など），③慣れ親しんだ物や環境の喪失（例：引越し，卒業，地位や役割の喪失など），④病気・障害（例：慢性疾患，肢体不自由など），⑤目標や自分の描くイメージの喪失の5つに大別される（飯牟礼，2007）。

　このように「何を喪失したのか」という喪失対象による分類もあれば，喪失経験の性質も多様である。たとえば，死別経験のように「死」という一回性の出来事や「離別」のように関係がある時点で区切りを持つものもあれば，病気や障害のように喪失した状態が個人のなかに持続的に保たれる場合もある。また，長い生涯発達の過程において，喪失を一回とは限らず複数回，あるいは重複して経験する可能性もある。

　本節では，個人の中でPTGが発生するプロセスをとらえていくために，喪失した状態が長期にわたるケースを取り上げて論じていきたい。

(1) 長期にわたる喪失経験とは
―― 「慢性疾患」という経験に注目して

　ここでは，長期にわたる喪失経験のひとつとして，「慢性疾患」という経験に注目して取り上げてみよう。

慢性疾患とは，一般に，「経過が長く，治りにくいかまたは治らない，長い間治療や特別の養護を要する疾患」（大辞林，第2版）であるとされている。慢性疾患に関する一般的な特徴として，松岡・橋本（1994）は，(1) 長期的な経過をたどる，(2) 予後や治療効果などが不確かである，(3) 決定的な治療法がない，(4) 生涯にわたる自己管理が必要である，(5) 疾患が重複している事が多い，(6) 社会的な幅広い支援が必要である，という6つの側面をあげている（飯牟礼，2010）。とくに，慢性疾患は完治することが困難であるため，長期にわたって，対症療法的な治療に甘んじつづけなくてはならないのと同時に，急激な病状の悪化や合併症の出現などの予測が難しいという先行きの不確かさがある。また，自分の病気を管理しながらも，健康的な「普通の」生活を送るという自らが主体的に生活のあり方を選択し，コントロールしていく必要がある。

　喪失経験としての慢性疾患の特徴としては，身体の機能や一部を喪失するため，「身体的自己の喪失」（小此木，1979）のひとつとして位置づけられると同時に，「健康であること」に価値が置かれる社会においては，「健康ではない」身体を抱えることによって，「偏見」や「差別」の対象となることもあるため，社会の一員として「社会的自己」の喪失（今尾，2004）をも二次的に経験しているといえよう。

　また，その喪失は生涯にわたって消失することはなく，かつその多くが「不可視的な」喪失であることが多い。とくに「慢性疾患」という経験は，代表的な喪失経験のひとつである「死別」のような一回性の出来事ではなく，長い人生の中で出会う「進学」「就職」「結婚」といった節目において，何度も繰り返し，あるいは形を変えて二次的な喪失を経験する可能性があることもその特徴のひとつであるといえよう。

(2) 慢性疾患という経験がもたらす PTG の様相

　それでは，喪失した状態が長期にわたる慢性疾患という経験は，その当事者にどのような心理的影響をもたらすのだろうか。当然のことながら，「慢性疾患を抱える」ということは，治療行為や先行きの不安定さに伴う多大な心理

的・物理的負担だけではなく，一人の人間としてさまざまな心理的負担を二次的に抱える可能性もある。しかし，その一方で「慢性疾患を抱える」という経験がその「当事者」にネガティブな影響を及ぼすだけではなく，むしろポジティブな影響を与えているのも事実である。まず，比較的早期から慢性疾患を抱える当事者に関する質的研究が盛んに行われていた欧米の研究成果から追っていこう。

慢性疾患に関する質的研究を概観したソーンとパターソン（Thorne & Paterson, 1998）は，慢性疾患を抱える人が，「慢性疾患」という経験を通して，具体的になにを獲得していくかということについて「勇敢さ」や「管理能力」などいくつか例をあげている。とくに慢性疾患のなかでもがんに罹患している人々に関する研究は比較的多く，自分自身や他者，そして人生に対してより前向きな姿勢を持つことができるようになったことが報告されている。たとえば，乳がんによる乳房切除手術後に夫婦関係がよくなったり，家族関係が親密になる，人生に対してよりポジティブな見通しが立てられるようになったり，信仰心が深まることなどがあげられている。このように，ポジティブな変化はがんを抱える人にきわめて共通する要素である（Schaefer & Moos, 1998）と考えられている。また，飯牟礼（2007）は，欧米の先行研究を概観し，健康と病の境界を生きる人々ならではの発達的側面として，社会的な弱者やハンディキャップのある人々に対する「共感的理解の深まり」を指摘している。

これら欧米の研究成果は，自己に関する領域や他者関係に関する領域などPTGの基本的な3領域と重複する点が多いことがうかがえる。一方，日本においてもわずかながらではあるが，慢性疾患を抱えることによるポジティブな心理的影響を報告している研究もある（飯牟礼, 2007）。たとえば，今尾（2004）は慢性疾患を抱える若者を対象にそのライフストーリーを聴取し，発症から現在に至るモーニング・ワークのプロセスを検討した結果，「解決への努力」を行う段階で「病気ゆえに得た価値に目を向ける試み」や「弱者や周囲の人々への理解の深まり」，そして「世間一般へと，より広く外界へと目を向ける」といったプラスの方向性を持つ発言がみられたことを報告している。また，慢性疾患を抱える子どもの家族関係における問題として指摘されてきた「依存」や「甘え」といった問題について，飯牟礼・鈴木（1997）は，「1型糖

尿病」という慢性疾患を抱える子どもと健常な子どもを対象に，なんらかのつらい経験をした人とその家族の日常生活をストーリーに仕立てて描いた絵物語を通してその家族観を比較検討した。その結果，慢性疾患を抱える子どもは一般にいわれているような依存や甘えの対象といったネガティブな観点から家族をとらえるのではなく，疾患に伴う負担を軽減してくれる重要なエージェントとしてポジティブにとらえていることがわかった。さらに，飯牟礼（2007）は，慢性疾患を抱える20～30代の男女10名を対象に慢性疾患を抱えることによって受けた心理的影響（変化）についてたずねるインタビューを行った結果，「対人関係の狭まり」「行動の制限」といったネガティブな影響（変化）よりもむしろ，ポジティブな意味合いでの影響（変化），すなわちPTGが多くみられたことを報告している。具体的には，「病気に関する領域」，「対人領域」と「個人内に関する領域」という大きく分けて3つの領域にわたるPTGであった。まずひとつ目の慢性疾患という経験ならではのものである「病気に関する領域」においては，自らの限界を認識しながらも，「無理をしない」，そして，病気を抱えながらも「健康的な生活」になるといった，「健常」と「病気」の絶妙なバランス感覚を形成していく可能性が示唆された。次に，「対人的な領域」においても，「無理をしない」という方略を用いて，他者との「適度な」距離のとり方を発達させていた。また，喪失経験の普遍性や共通性への認識が高まることによって，他者に対する「共感的な理解」を生み出し，他者から受けたものを他者に返していく「互恵性」へと発展していく可能性が示唆された。さらに，「個人内領域」においては，病気を抱えた自己を社会の中で位置づけし直したうえで努力する姿勢や，自立的で精神的な強さを持つようになるといった「病気を抱えた自己」の成長があることが示唆された。

　このように，慢性疾患という長期にわたる喪失経験によって生じるPTGは，カルホーンとテデスキー（Calhoun & Tedeschi, 2006）がいう基本的な領域と重なる普遍的なものであると同時に，慢性疾患特有の境界を生きる者としての学びを示す独自の内容を有するものであるといえる。しかしながら，慢性疾患のような長期化した喪失経験の影響は，長い人生においてさまざまに変容し，その当事者のPTGの様相に影響を及ぼす可能性がある。次項では，長期化した喪失を抱えながら生きるうえで重要となるPTG発生までの「プロセスのあ

り方」を考えていく。

(3) PTG が発生するまでの「プロセス」の重要性
――「何が」大切なのか？

　PTG は，個人が重大な喪失あるいはトラウマと苦闘した結果得ることができるポジティブな変化（例：Calhoun & Tedeschi, 2001）と定義されている。つまり定義上は，喪失経験を契機として生じた「結果」と解釈することができる。私たちは，通常なんらかの喪失を経験すると，「悲しみ」や「怒り」といった悲嘆と呼ばれるプロセスを経ることが多いため，一般的には喪失経験後に PTG のような「成長」や「ポジティブな変化」がすぐに起こるとは考えにくい。しかしながら，多くの研究が明らかにしてきているように，PTG は喪失経験を契機として発生するのは事実である。では，PTG が発生するまでの「プロセス」になにがあるのだろうか。

　たとえば，PTG の類似概念としてあげられる SRG（Stress Related Growth；ストレス関連成長）という概念を提唱したシェイファーとムース（Schaefer & Moos, 1992）によると，SRG がもたらされるプロセスの概念的枠組みについて，身体的な病気やその他のストレス源への適応プロセスに関する概念的枠組みを適用し，具体的には次のようなモデルを提唱している。まず，人生の危機とその人が生活しているコミュニティや家族，職場，友人関係といった「環境的システム」と，健康状態や認知，動機，自己効力感といった「個人的システム」の双方が危機とその予後を形作り，認知的な評価やコーピング反応のあり方に影響を及ぼす。そしてそれらの結果として，ポジティブな結果や自己の成長に影響が及ぼされるというモデルが想定されている（飯牟礼・鈴木, 2003）。

　一方，PTG の概念を提唱したカルホーンとテデスキー（2006）は，PTG が発生するプロセスとして，次のようなモデルを想定している（本書第 1 章 1，図 1-1 参照）。

　まず，個人の根本を激しく揺さぶるような出来事が起こり，多大な感情的苦痛が発生していく。そこで人は高次の目標や信念に挑んだり，苦痛を制御する

などの取り組みを行うものの，この段階では失敗することも多い。その後，繰り返し思い出してしまう自動的な反すう（rumination）を経験するものの，さまざまなソーシャルサポートを受けたり，自らの体験を自己開示していくことを通して，しだいに無理な目標設定や理不尽な信念から解放され，感情的な苦痛が軽減されるようになっていく。そして，意図的に反すうしたり，語りが発達していくことを通して，新たな認知的スキーマを形成していく。この反すうと認知的スキーマの再構築の作業が，PTG 発生において非常に重要視されている。最後にいくらか残りつづける苦痛を抱えながらも，人生の英知や語りと相互作用しながら，PTG が生み出されるというプロセスが想定されている。彼らは，このモデル図自体がいまだ完成形ではないと述べており，PTG それぞれの領域ごとで異なる発生プロセスをたどる可能性も指摘している。

　このようにさまざまな認知的処理やソーシャルサポートの存在などの外的要因が指摘されているものの，わが国における PTG 研究は「結果」としての PTG の「内容」に焦点が当てられ，そのプロセスの解明が明確には焦点化されていない。喪失経験とは異なるベクトルを持つ PTG のような心的現象が発生するまでのメカニズムは，いわば「ブラックボックス」のような状態であるといえよう。この PTG 発生までの「プロセス」の一部を説明するものについて，飯牟礼（2011）は「諦観」という認知的処理プロセスの重要性を指摘している。

　先にあげた慢性疾患のような長期にわたる喪失経験の場合，日々の治療行為や健康と病の境界を生きるものとしてのつらさは避けられないものであるが，一人の人間として現実社会のなかで生活していくためには，ある程度「治らない病気を抱えている」という現実を受け止め，さまざまな感情の揺れに冷静に対処していく必要があるだろう。先にあげた飯牟礼（2007）が行った慢性疾患を抱えることによる PTG に関する研究においても，このような「冷静に現状を見つめ，割り切って考える」姿勢がみられた。

　一般にも心理学研究においても"諦める"ことはネガティブな状態像を示したり，消極的なコーピングの一種として位置づけられる傾向がみられる（浅野・小玉，2008）ことが多い。しかしながら，辞書的にはむしろ「物事を明らかにする」ことや，仏教用語としては，「明らかに真理を観る，つまびらかに

する」といった積極的な意味づけがなされている（鈴木・飯牟礼，2008）。

　これらの含意を踏まえて，鈴木・飯牟礼（2008）は，「諦観」を「物事や現状のあるがままの姿を冷静に見極めることを通して，その後の発達変化を決定づける発達制御のスタイル」と定義した。具体的には，まず自らが置かれている状況や物事，他者を冷静に「明らかに観る」ことを行い，その後「諦めるべき部分」と，「諦めない部分」を見極めるプロセスがあると想定した。さらに，現状を打破していく段階として，今後の自分がとるべき「行動」やとらわれていた（執着していた）ことに対して，「認知的枠組み」を変化させるといった一連の認知的な処理プロセスを考えた。

　飯牟礼（2011）は，喪失経験後の心理的発達変化のプロセスの一部として諦観を位置づけ，大学生500名余りを対象とした実証研究を行った。その結果，諦観という認知的な処理を積極的に行うことによって，PTGの3領域すべてにおいて成長がみられたことを報告している。つまり，喪失経験のように，思い描いていた人生行路の変更を余儀なくさせる出来事が起こったとき，私たち人間は，喪失そのものをもとの状態にもどしたり，なくすことは難しい。しかしながら，死別経験後の人格的成長に関する研究を行った渡邉・岡本（2005）は，その経験に対していかに「真摯に向き合い，考えたか」ということが，人格的成長をはじめとしたポジティブな発達変化に結びつく可能性を指摘している。このように，「諦観」のような認知的処理を行うことによって，現実をとらえ直し，現実世界における新たな方向性が示されたり，仕切り直しの機会が与えられることによって，PTG発生へとつながるのではないかと考えられる。つまり，「諦観」という「真摯に向き合い考える」というプロセスは，カルホーンとテデスキー（2006）がプロセスモデルのなかで示している「反すう」が統制され認知的スキーマの枠組みの変更と類似した認知的処理プロセスを具体的に示しているのではないだろうか。

　さらに，PTG発生までのプロセスモデルのなかで重要であると考えられるのが，「苦痛」の存在である。PTG発生において，どの程度の「つらさ」や「痛み」がPTGを促進するかという検討が多くの研究において行われてきたが，いまだ一貫した研究結果は得られていない（Calhoun & Tedeschi, 2006）。喪失経験後のPTGの語りのなかで，「つらいけれども，……だ」といった「逆

説的な」語りの形式を使うことが比較的多くみられるうえに，先にあげた慢性疾患のような長期にわたる喪失経験の場合，「痛みがなくなる」ということは現実的に考えにくい。また，死別のような一回性の喪失経験においても，三回忌，七回忌など死別した相手を思い起こす機会が社会的慣習として存在する場合には，その「苦痛」が再燃するということも十分にありうる。また，飯牟礼（2007）では，慢性疾患のような喪失経験後のポジティブな影響（変化）は必ずしも単独で起こるものではなく，同時にネガティブな影響（変化）を受けていることも報告されている。

　PTGという概念は，喪失のさなかにいる当事者にとっては，楽観的で現実離れした状態像として拒否的な感情が持たれる可能性はある。しかしながら，このようなPTGが発生するプロセスにおける「苦痛」の存在を認め，プロセスの一部としての重要性を示すことによって，長期にわたる喪失と向き合う人々の現実の姿を映し出すことができるように思われる。

(4) まとめ

　本節では，長期にわたる喪失経験のひとつである慢性疾患という経験に注目し，喪失を「抱えながら」もPTGが発生するきっかけとなるプロセスのひとつとして，「諦観」という認知的な処理プロセスについて紹介した。今後，このプロセスはPTG各領域で共通するものなのか，あるいは各領域で異なるプロセスをたどるものなのかといった，その普遍性，相違性を検討することによって，逆境を糧にしていく人間ならではの「経験からの学び」のメカニズムが明らかになるだろう。

文　献

浅野憲一・小玉正博（2008）．わりきり志向が目標への関与に及ぼす影響　日本心理学会第72回大会発表論文集，1017.
Calhoun, L. G., & Tedeschi, R. G. (2001). Posttraumatic growth : The positive lessons of loss.　In R. A. Neimeyer(Ed.), Meaning reconstruction and the experience of loss.

Washington, DC: American Psychological Association. pp.157-172.
Calhoun, L. G., & Tedeschi, R. G. (2006). The foundations of posttraumatic growth: An expand framework. In L. G. Calhoun & R. G. Tedeschi (Eds.), The handbook of posttraumatic growth: Research and practice. Mahwah, NJ: Lawrence Erlbaum Associates. pp. 3-23.
Harvey, J. H. (2000). Give sorrow words: Perspectives on loss and trauma. Philadelphia: Brunner/Mazel.
飯牟礼悦子（2007）．慢性疾患をもつことによるポジティブな心理的発達——1型糖尿病という経験がもたらすWisdomの検討　博士論文（白百合女子大学）（未公刊）
飯牟礼悦子（2010）．成人期の喪失体験と心の発達　岡本祐子（編）　成人発達臨床心理学ハンドブック——個と関係性からライフサイクルを見る　ナカニシヤ出版　pp. 103-115.
飯牟礼悦子（2011）．生涯発達における「諦観」の機能——喪失経験に注目して　文部科学省科学研究費補助金・若手研究（B）研究成果報告書（課題番号21730525, 研究代表者，飯牟礼悦子）
飯牟礼悦子・鈴木 忠（1997）．慢性疾患児の描画　白百合児童文化Ⅷ, 177-205.
飯牟礼悦子・鈴木 忠（2003）．ネガティブな経験が共感に与える影響　文部科学省科学研究費補助金・基盤研究報告書（B）(2)・課題番号12410039(研究代表者：齋藤耕二), 85-114.
今尾真弓（2004）．慢性疾患患者におけるモーニング・ワークのプロセス——段階モデル・慢性的悲哀（chronic sorrow）への適合性についての検討　発達心理学研究, 15(2), 150-161.
松岡 緑・橋本惠美子（1994）．慢性疾患者とその家族　教育と医学, 42(5), 71-77.
小此木啓吾（1979）．対象喪失——悲しむということ　中公新書
Schaefer, J. A., & Moos, R. H. (1992). Life crises and personal growth. In B. N. Carpenter (Ed.), Personal coping: Theory, research, and application. Westport, CT. : Praeger. pp. 149-170.
Schaefer, J. A., & Moos, R. H. (1998). The context for posttraumatic growth: Life crises, individual and social resources, and coping. In R. G. Tedeschi, C. L. Park & L. G. Calhoun (Eds.), Posttraumatic growth: Positive changes in the aftermath of crisis. Mahwah, NJ : Lawrence Erlbaum Associates. pp. 99-126.
鈴木 忠・飯牟礼悦子（2008）．諦観と晩年性——生涯発達心理学の新しい概念として　白百合女子大学研究紀要, 44, 101-127.
Thorne, S., & Paterson, B. (1998). Shifting image of chronic illness. *Image:Journal of Nursing Scholarship,* 30(2), 173-178.
渡邉照美・岡本祐子（2005）．死別経験による人格的発達とケア体験との関連　発達心理学研究, 16(3), 247-256.

6 がん終末期患者とPTG

中尾　正寿

　がんは不治の病であり，死を強くイメージさせる疾患であった。それゆえ1980～90年代にかけて，がんであることを患者に告知するかという問題が，メディアや学会などさまざまな場で議論されていた。その後，がん治療の進歩により，がんの5年生存率は大きく改善し，乳がんのように80％を超える疾患もみられるようになった。生存率の改善に加えて，治療の選択肢が増えたことやインフォームドコンセントの普及により，告知の是非は議論されることが少なくなった。また治療の進歩は，がんサバイバーの心理社会的な問題という新たな課題を浮き彫りにし，2012年度更新されたがん対策推進基本計画の中でも，がんを患う人の就労支援が大きな柱として注目されている。これは，がんを患うことの道程が変化し，問題を取り巻く環境が変わりつつあることの表れであろう。

　がんに罹患後の軌跡は多様性を増し，生存する時間が伸びたことで，がんに対するイメージも変化してきていることが推測されるが，がんは現在も日本人の死亡原因のトップであり，年間30万人余りの人が亡くなっていることから，依然，死を連想させる疾患であるといえるだろう。

　筆者は2012年春まで，都内にある緩和ケア病棟に看護師として約10年間勤務をし，終末期のがん患者のケアに携わってきた。日本において，緩和ケアがその萌芽をみたのは，1970～80年代であり，当初はホスピスケアと呼ばれていた。ホスピスケアは「自分らしく最期を過ごしたい」という患者の希望を支えるケアとして，紹介されることも多かったが，根治の可能性がないなかで，治療の継続を拒否した人を受け入れ，亡くなるまでの時間を支えるという側面も強く持っていた。しかし，緩和医療の進歩や患者の治療に対する権利意識の

深まり，治療期における身体的・心理的苦痛の軽減に対する患者ニーズの拡大などにより，ケアを提供する側も受ける側も，緩和ケアに対する意識がしだいに変化してきている。2002年にWHO（世界保健機関）は緩和ケアの定義の改定を行い，緩和ケアを受ける対象を「終末期のがん患者と家族」だけではなく，「生命を脅かす疾患のあらゆる段階にある患者・家族」と対象を拡大した。日本においても，2007年にがん対策基本法が成立し，付帯決議により緩和ケアの推進が示された。緩和ケアは，がんの終末期を生きる人のケアから，がんを抱えて生きる人を心身両面からサポートするケアへと2000年以降その内容が広がりつつある。

しかし，現在もなお緩和ケア病棟では，入院患者の多くがここで最期を迎えている。とくに最近，患者・家族とのコミュニケーションがよくなると，手術，抗がん剤，放射線などの治療によるがんの根治あるいは，維持治療の限界も患者・家族にきちんと伝えられるようになってきた。その結果，患者・家族は，治療の専門病院から次の療養先を探すことを求められることが多くなっている。がんの診断の説明を第一の告知とすると，治療の限界の説明は第二の告知であるともいえる。そして，第二の告知は，近い将来自分が死を迎える可能性をより強く意識させる。詳細は次項に譲るが，こうした告知の普及により，緩和ケア病棟に入院を希望する人の姿も変化してきているように感じている。

がんにまつわる領域において，告知や治療の体験をしたあとに，どのような成長，あるいは気づきを得るかについては，PTGや近接する概念として恩恵知覚（Benefit Finding）の尺度を用いた研究がアメリカを中心に行われている。テデスキー（Tedeschi, R. G.）とカルホーン（Calhoun, L. G.）が編纂した"Handbook of Posttraumatic Growth"のなかでも，スタントン（Stanton, A. L.），バウアー（Bower, J. E.），ロー（Low, C. A.）が，がんの告知や治療を経験したあとのPTGについて，1章を割いて2005年までの研究をまとめている。紹介された研究をみると，イベント（告知，手術，あるいは抗がん剤，放射線などの治療）後に時間軸を決めて，研究協力者の心理的変化を追跡する縦断研究の形で行われたものが多い。また研究対象者をみると，部位では，さまざまな部位の患者が対象となっているが，なかでも乳がんの患者の研究が多くみられる。病期では，ステージごとに対象を分けた研究があるが，がんの終末期，

あるいは緩和ケアの患者を対象とした量的研究は，筆者が調べた限りみられない。がん終末期の患者におけるPTGについては，患者の手記や少数の患者を対象とした事例研究のなかに，PTGと解釈される経験や事象を見いだすのみであり，研究はこれからであるといえるだろう。

本節では，テデスキーとカルホーンが2004年に提唱したPTGの概念モデルの枠組みを参考にしながら，筆者が出会った，がんの終末期を生きる人の姿をもとに，近づく死を前にした人の成長について検討していく。本項に引き続いて，「死の認識と衝撃」「心理的なもがき・苦悩」「がん終末期患者にみられるPTG」の順で整理を試みる。なお本節で紹介する事例は，個人が特定されないように患者や家族が抱える状況や背景を脚色して，紹介していることをお断りしておく。

(1) 死の認識と衝撃

緩和ケアに入院するには，一般科の入院とは少し異なった手続きを求められるが，この手続きについては意外と知られていない。最初に，外来を受診するのは同じであるが，受診後，医師や看護師，ソーシャルワーカーなどから構成される入院の適否を審査するための会議（入棟委員会などと呼ばれている）が行われる。審査の結果，適応があると判断された場合，入院することができるのである。審査の基準は，施設で異なるが，第一に病状（治療が困難である）を理解していること，第二に緩和ケアの入院を本人が希望していることは，多くの施設で採用されている基準である。がん対策基本法の制定後，2008年の診療報酬の改定で，「末期（概ね予後6か月以内）」という患者基準の文言が削除されたことにより，対象となる患者は終末期には限定されなくなった。しかし現在も，入院患者のほとんどが終末期の患者であることは，多くの施設で変わりがない。

独特の入院のプロセスがあるために，緩和ケアに入院する患者は，自分の病状を程度の差こそあれ理解している。患者は，治療が困難である説明をどのように受け止めているのかや，説明を受けた経験について，外来を受診した際，あるいは入院してから，スタッフに自らの思いを吐露する形で語ることが多い。

語る内容はさまざまであるが，特徴的なものに，見捨てられ感と納得感がある。

見捨てられ感とは，自分が信頼して治療を受けてきた医師から治療ができないこと，それに伴い病院を変わるように言われた結果，自分は見捨てられたと強く感じるのである。これは治療が困難な段階にきたことの悲しさや告げた者（主治医，あるいは病院）への怒り，時には恨みとして語られることがある。そして語りの根底には，自らが生きつづけることを前提とする世界を守るために必要な治療の継続という手段を失い，突然，死を意識させられることで，自分の持つ世界観が揺らぐことに対する混乱があるように感じる。

一方，納得感とは，治療が困難である時を迎えたことが，自らの人生の道程の一部であり，残念ではあるが，納得もしているという心情である。緩和ケアに入院したこともまた，自身の運命として引き受けているかのように語られる。運命を引き受けるという点で，以前は，緩和ケア病棟は少なく，名前も施設も知られていなかったことから，自分で積極的に探して，緩和ケアを求めて入院してくる人が多かった。しかし最近では，前医から緩和ケアのある施設のリストを渡されて，勧めに応じて探した結果，入院に至るというケースが増えている。

治療の継続が困難である説明をどのように受け止めているのか，見捨てられ感と納得感という2つの心情を取り上げた。テデスキーとカルホーンは，PTGが生じる過程について，バルマン（Janoff-Balman, 1989）が示した人々が日常的に抱いている世界に関する仮定（world assumption）が，なんらかの理由で脅かされる体験をすることから，モデルの説明を始めている。人がいつかは死を迎えることは，生物の成り行きとして私たちが持つ世界観になんらかの形で織り込まれている。しかし，自分が死を迎えることは，観念的に理解はしていても，差し迫った感覚として持つことは，死に瀕する体験（災害や事故など）でもなければ，そう多くはないだろう。

50歳代のある男性患者は，死が自分の世界の一部であることを理解した体験として，手帳の予定について話してくれた。愛用の手帳を開きながら，1週間先，1か月先までは予定を書き込むことができるが，それより先の予定を書くことは，自分が存在していないかもしれないという，足元が揺らぐ恐怖感がわき上がってくるために，できないとのことだった。見捨てられ感や恐怖感の

語りから自分の持つ世界観が混乱し揺らいでいる感覚を垣間見ることができる。これはまさにPTGが生じる前提の原体験であるということができるだろう。

また治療が困難であるという説明以外にも、緩和ケアに入院後、病状が進行するなかで経験する身体的・心理社会的な変化は、自分の死が近づきつつあることを自覚させ、自分が持つ世界観がさらに揺らぐ体験となりうる。体験を通してどのような心理的もがきや苦悩を経験するのか、次項でみていくこととする。

(2) 心理的なもがき・苦悩

がん終末期におけるPTGを考える際に、他の領域のPTGと少し過程が異なるのは、心理的なもがき・苦悩の経験である。テデスキーとカルホーン（2004）によると、自分の世界観が揺らぐような衝撃的な体験をしたあと、その出来事について考えつづけたり、あるいは回避したりする侵入的思考の時期を経て、起きた出来事を理解しようとしたり、意味を模索する意図的思考に認知的プロセスが移行する。移行を経験することで、揺らいだ自己の世界が、体験を織り込んでなお、価値のある自己の世界に再構成される。心理的なもがきや苦悩を伴う侵入的思考から意図的思考に至る過程は、PTGが生じるうえで重要な過程であるとされている。

がん終末期患者の場合、治療が困難な状況にあるという衝撃的な事実を認識したのちに、病状の進行とそれに伴う身体的・心理的変化によって、認識がより現実のものとして体験されていくのが特徴的である。恒藤（1999）は、緩和ケア病棟に入院したがん患者の一群が、亡くなるまでの間にどのような症状とADL（activities of daily living；日常生活動作）の変化を経験するか、その経験頻度を明らかにした（図2-2, 図2-3）。

図2-2より、症状では早い時期から疼痛を経験する人が一定数みられるが、それ以外は余命2か月を切るあたりから増加しはじめる。また図2-3より、ADLでは余命10日を切るあたりから大きな変化が起きることが多い。つまり、がん終末期患者の身体的変化は、症状の出現が先に表れ、そのあとにADLが困難になるということであり、いくつもの変化が契機となって、死が近づくこ

6 がん終末期患者とPTG

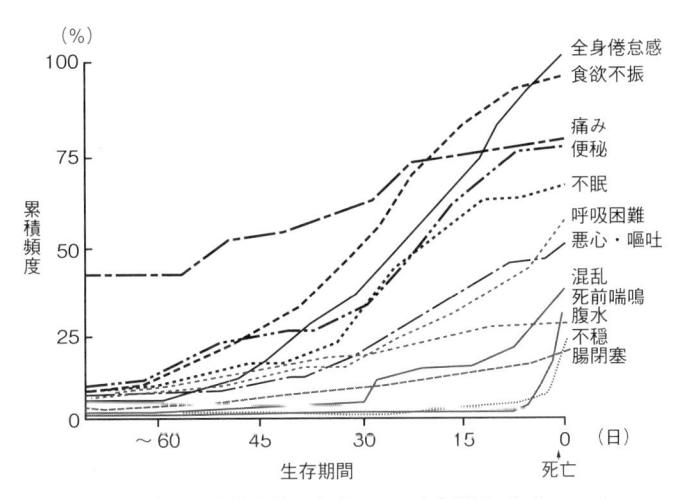

図 2-2 主要な身体症状の出現からの生存期間（恒藤, 1999）

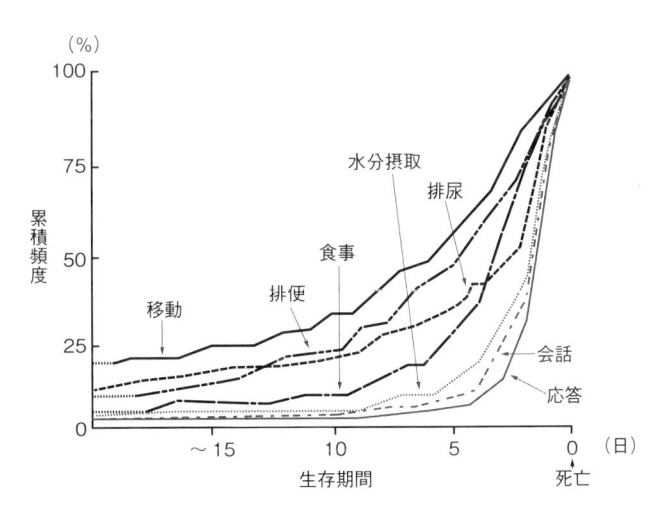

図 2-3 日常生活動作の障害の出現からの生存期間（206 例）（恒藤, 1999）

とを体感していくのである。これは統計的にデータ処理されたものから導き出された全体の姿であり，各々の患者がたどる姿は少しずつ異なる。また身体的変化と死が近づいていることを，必ずしも結びつけて認知しているとは限ら

いが，終末期のがん患者の心理的なもがきや苦悩を理解するうえで重要な視点である。

　患者は身体的変化に加えて心理的にも苦痛を経験する。村田（1994）はがん患者が抱える苦痛を3つの視点から整理している。「時間存在の苦痛」「自律存在の苦痛」「関係存在の苦痛」である。「時間存在の苦痛」とは，先に紹介した手帳の話のように，過去・現在・未来という時間の流れが死によって途切れることを予期することにより生じる苦痛である。将来を失ったことで，生きている意味はない，今までの努力も無駄であったという形で表現されることが多い。「自律存在の苦痛」とは自分を支えていたアイデンティティをさまざまな形で喪失し，傷つくことで生じる苦痛である。ADLが困難になるなかで，排泄のために人の手を借りる体験は，傷ついた経験として語られる。「関係存在の苦痛」とは，自分の大切な家族や友人との関係を実際に失う，あるいはそれを予期することによって生じる苦痛である。孫の成長や子どもの結婚をみることができずに亡くなる，生計者として家族を支えることができなくなることで役割を失うといったことが苦痛として語られる。

　近づく死の認識，身体的変化，心理的苦痛によって，がん終末期患者の心理的なもがき，苦悩は病状の進行に伴い深くなっていく。この体験はさまざまなレベルにおいて喪失の感覚を呼び起こすので，連続的な喪失体験とも表現できるだろう。侵入的な思考と名づけられた認知のもと，次々に起こる喪失体験に否応なく向き合うなかで，心理的に落ち込む，あるいはうつ状態になる人も出てくる。あるいは変化の原因を病気とは異なるところ，たとえば周囲の人や環境などに原因を求め，死が近づく事実を認めない，さらには周囲の人に怒りをぶつけることでコミュニケーションを妨げ，防衛的になるなど，事実を認識するのを回避しようと試みる人もいる。そして病気の進行によっては，こうした状態のまま死を迎える人もいる。心理的なもがきや苦悩に，どのように対応することができるかは，患者自身が持つ資質もさることながら，病状の進行による残された時間に規定されることも多いのである。次項ではこうした心理的なもがき・苦悩を経験したのちにがん終末期患者にみられるPTGについて検討する。

(3) がん終末期患者にみられる PTG

　がん終末期患者は心理的なもがき・苦悩を通して，どのように成長するのだろう。何をもって成長とするか，成長を患者自身のなかでの認知の変化だけで規定してよいのか，他者からの評価，観察された変化をもって評価すべきか，PTG のなかでも議論が分かれるところであり，明確に定義するのは難しい。本項で紹介する PTG の事例は，筆者や一緒に働くスタッフが，患者の成長として変化を認識した事例である。私たちが患者に接する期間は，平均すると 1 か月弱である。わずかな期間の中で変化を感じる事例であるから，よほどはっきりとした変化や行動が観察されたか，本人や家族の話の中でその変化を裏づけるような話を聞くことができた事例に限られる。本項では，こうした事例を紹介しながら，がん終末期患者の成長の姿について検討していく。

[事例 1]
　B さん，40 歳代女性，独身，パートナーあり。乳がん術後，肺転移とともに胸水がたまり呼吸苦を主訴として入院した。B さんは，都内の一等地に飲食店を経営する実業家でもあった。自律した女性という印象が強く，入院してからも事業の引き継ぎや幼少期に離婚した実父の世話のこと，自分が入る墓の購入まで，さまざまな準備を実父やパートナーの力も借りながら行っていた。その過程で病気になるまでは疎遠であった実父との仲を修復するとともに，残された予後が短いことを理解しながらも，今できることには積極的に取り組みたいと，リハビリに熱心に取り組んだ。その結果，一時期衰弱した体力を再び取りもどし，退院するまでに至った。この経過自体，B さんの自律心と行動力の表れであり，周囲の人を驚かすものであった。
　しかし 3 か月後，再度胸水が貯留し再入院となると，一日単位で衰弱が進み，体を起こしてトイレに行くことさえ看護師の介助が必要な状態になった。自律心が強い B さんが，動けなくなり介助が必要になる状態を受け止められるだろうかと，家族もスタッフも心配した。そんななかでのある夜勤の時のこと，B さんの表情が明るいことに不思議さを感じた筆者は，その印象を B さんに伝えた。すると B さんは，「以前は人から世話を受ける日が来ることを恐れて

いたが，こうして人の世話になることは実は気持ちがいいものだと感じる」という意外な答えが返ってきた。そして，そう感じる理由を話してくれた。Bさんの両親はBさんが小学生になる前に離婚した。父親に引き取られたBさんは，父親の仕事の都合もあり，いくつかの親戚の家を転々とする小学生，中学生時代を送った。しかもBさんは疎まれる存在であることを子どもながら感じていたという。そういったこともあり，早く一人になりたくて中学校を卒業すると就職し，懸命に働くことによって今の地位を築いたのだった。こうした経歴を持つBさんにとって，自分が人を世話することには人一倍心を砕いたが，人の世話になることは最も嫌いであり，恐ろしいことであった。Bさんは，世話を受けるなかで，周囲の人に大切にしてもらえることが，どんなに素敵なことであるかを，亡くなる間際になって実感したのである。それが笑顔の理由であった。

[事例2]
　Cさん。50歳前後の女性，夫あり子どもなし。子宮がん術後，腹膜播種に加え骨転移あり，疼痛と衰弱により入院となった。発病を機に数年前に仕事を辞めて専業主婦となる。どことなく人なつっこい，のんびりとした性格であった。3か月前にも緩和ケアに入院していて，痛みをコントロールして一度は退院したが，今回腰部の腫瘍が大きくなり痛みがあり，神経を圧迫されて入院後立つことが困難になっていた。そうした経過のなかで，Cさんもうつ状態になり，必要なこと以外は言葉もなく，ぼんやりと臥床して過ごす日々が続いていた。

　そんなある日のこと，Cさんが寝たまま窓の外を眺めていた。空には初夏に見られるような雲がいくつも浮かんでいた。その雲の形をとらえて，似ているものの話をしたら，Cさんも珍しく話についてきた。話のついでに，自分が今行きたい場所を思い浮かべることを提案した。するとCさんはしばらくの沈黙のあとに，「海」と答えた。雲の連想から「砂浜の広がる夏の海ですか」とたずねると，Cさんは「冬の日本海」と言う。そして連想した理由を教えてくれた。Cさんは高校まで福井に住んでいた。冬の荒れ狂う海と冷たい風と雪，そして鉛色の空，いろいろな事情もあり，そのころは生活がつらい日々だった。でもなぜか話をしていると懐かしい。自分がそこにいたことを思い出したと話

した。亡くなる4〜5日前の話である。その翌日からCさんは変わった，口数は少ないがいつも以上に穏やかな顔になった。そして亡くなる日は朝から自分に縁のある人の名前を一人ずつ呼んで「ありがとう」と言葉を発した。家族の話では200人ほど名前を呼んだらしい。その2時間後に静かに息を引き取った。

[事例3]
　Dさん。90歳前後女性。胃がん術後腹膜播種あり，夫は十数年前に他界。親戚づきあいもなく，時々来る友人を頼りにしていた。腫瘍からの出血による貧血で入院となったが，幸い出血も落ち着き，その後半年ほど時々買い物をしに外出をしたり，漬物をつけたりして入院生活を過ごしていた。しかししだいに悪液質による衰弱が進行し，トイレなど生活動作の介助が必要となった。亡くなる2週間ほど前のことである。漬物作りの手伝いをしながら「Dさんにとって大切なものは何ですか」とたずねた。すると間髪入れず，「健康な身体」と返答し，「今も健康でありたいと思うし，そのために仏さんに毎日祈っている」と話した。もうひとつ，「楽しみは何ですか」と質問してみた。するとDさんは「毎日が楽しみ，朝起きて今日は何しようかと考える。昨日のことは過ぎたこと，明日のことはわからない。できることは今日を，そして今を感謝して楽しむこと」と話した。Dさんは亡くなる1週間前まで漬物を作りつづけた。そして死後献体をされたのであった。

　Bさんは自律した女性の生き方をなぞるように死後のさまざまな準備を行うとともに，ケアを通して他者との関係性のなかに新しい発見をしていた。Cさんは身体的変化がさまざま起こり，状況が悪くなっていくなかで，過去に苦痛に耐えた自分の姿から生きる力を取りもどし，他者との関係性を支えに最期の日々を過ごすことができた。Dさんは病状については主治医が隠さず伝えていたので，悪い話も十分に理解していた。そうしたなかで自分の信条を強く持ちつづけ，信条を支えることの一助となる信仰を持っていた。
　テデスキーとカルホーン（2004）はPTGについて5つの領域を明らかにしている。「個人の力」「他者との関係」「新しい可能性」「スピリチュアルな変

化」「人生に対する感謝」である。宅（2010）は，日本人においては「スピリチュアルな変化」と「人生に対する感謝」は明確には分かれないと報告している。紹介した3つの事例を含めて，個々の事例に目を落とすとそれぞれの領域が混在する印象を筆者は持つ。混在するなかでも，「他者との関係」と「人生に対する感謝」に関する言動は比較的多く目にする印象がある。

　最後にPTGについて，多くの患者の姿から考えたことについて触れておきたい。がんの終末期を生きる人のPTGは，なにか新しい変化がつけ加わるというよりは，さまざまな喪失を経験するなかで，自分が大切にしている人，モノ，信条，経験などの価値を再発見する過程なのではないだろうか。再発見したものを行動や語りで表現したのを見たときに，患者の周囲にいる者はその変化に気づくことができるのであろう。これを成長というのかどうかはわからないが，人は亡くなる瞬間まで新たな発見を得ることができるという点で，死ぬまで成長の可能性を秘めた存在であるということができる。そして，それは人が生きつづける動機を支えるものとなるのである。

文　献

恒藤　暁（1999）．最新緩和医療学　最新医学社
村田久行（1994）．ケアの思想と対人援助――終末期医療と福祉の現場から　川島書店
Janoff-Bulman, R.（1989）. Assumptive worlds and the stress of traumatic events: Applications of the schema construct. *Social Cognition*, 7, 113-136.
宅　香菜子（2010）．がんサバイバーのPosttraumatic Growth　腫瘍内科, 5(2), 211-217.
Tedeschi, R. G., & Calhoun, L. G.（2004）. The foundations of posttraumatic growth: New considerations. *Psychological Inquiry*, 15, 1-18.
Stanton, A. L., Bower, J. E., & Low, C. A.（2006）. Posttraumatic growth after cancer. In L. G. Calhoun & R. G. Tedeschi（Eds.）, Handbook of posttraumatic growth: Research and practice. Mahwah, NJ: Lawrence Erlbaum Associates. pp. 138-175.
WHO　<http://www.who.int/cancer/palliative/definition/en/>　（2012年7月7日）
日本ホスピス緩和ケア協会　<http://www.hpcj.org/what/definition.html>

7 悲しさは変わらない，でもそれでいい

松原芽衣

　トラウマ体験後の成長（PTG）は必ずしも全員に起こることではない。しかし，これから紹介する夫妻は，確かに筆者が遺族の成長を目の当たりにした事例である。そして，筆者に遺族を信じ，思いを聴き続けることの大切さを教えてくれた。夫人の悲痛な言葉や様子に度々感情的に圧倒されそうになり，「もしかしたら，この人はずっとこのままなのかもしれない」と感じたこともある。しかし，ゆっくりと着実に事態は変わっていった。この経験があるから，筆者は遺族の話を落ち着いて聴くことができるようになったのだと感じている。彼女の言葉を伝えることによって人間の持つしなやかな力強さを感じ，遺族を信じる一助となれば幸いである。

　そして，事例として紹介することをご快諾くださったご夫人へ，感謝の意を表したい。ご夫妻は私の憧れである。

(1) 事例の概要

①　夫の病歴

　60歳代。X年秋，尿失禁と性格変化のため精査を受け，脳腫瘍（両側前頭葉，悪性神経膠腫）と診断。同月，筆者の勤務する病院脳外科入院直後，術前の高次脳機能検査の依頼を受け，心理士（筆者）が検査を実施。その後，本人の希望により定期的に面接を行うようになった。脳腫瘍に対し開頭腫瘍部分切除術を行い，その後放射線化学療法を施行するが，腫瘍増大傾向を認め，治療終了し自宅退院となった。その後，翌年の初夏まで主科外来を受診していたが，妻の希望である自宅での看取りを実現するために在宅医療へと移行。在宅ケアが

続けられたが，2か月後に自宅近くの病院にて亡くなった。

② 妻の病歴
60歳代。夫の死から2か月後，夫の主治医から「奥様が疲れているので診てほしい」と連絡があり，精神科医と心理士で診察を行ったところ，うつ症状を伴う死別反応と判断され，薬物療法と心理面接による治療を開始。月に1～2回の頻度で当科を受診し，初診から約1年後には薬物療法終了となり，以後は心理面接が中心となった。それから半年後，妻の認知に変化が現れてからは，わずかな気分変調はあるものの投薬が必要なレベルではなく，今後の生活に対する前向きな発言や態度がみられるようになっていった。さらに半年後，悲しみの感情は続いているが，新たな生活を再び歩みはじめる自信が確実なものとなり，面接は終結した。なお，夫の死から2年1か月の間に，面接は計24回行われた。

(2) 実際の記録から

[初診　死別から1か月]
「お父さんがいないのがどうしても受け入れられない。お父さんの所に行きたい，もう一度会いたい。死に目に会えなかった。病院で一人で逝ったんだと思うと，かわいそうでならない。これまでこんなにお父さんが好きだとは思わなかった。お父さんはどう思っていたのか聞きたい。私と結婚したからこんな病気になったのじゃないか，と思ってしまう」

・うつ症状を伴う悲嘆反応，抗うつ薬・精神心理療法開始

[2回目　死別から2か月]
「心残りが……家で看取れなかったこと。最後に手を握っていたかった。毎日連れて帰りたかった。残念，悔しい。一番ショックだったのは『嫌いだ』と言われたこと」

「今までお父さんがかばってくれていた。こんなつまんない毎日，これから10～20年やっていけるのか。不安，怖い」

・夫の死までの経過について詳細に語る。後悔と将来への不安。内服継続。

[3回目　死別から2か月]
「知り合いの前で思わず笑ったとき，『未亡人がこんな風に笑ってもいいの？』って聞いたらね，『なに言ってんの！　あなたの笑顔は最高よ。お父さんだってその笑顔が大好きだったんだよ。だからほら，もっと歯出して笑って！』だって！　ふふ！　そのときにね，『あぁ，笑っていいんだ』って思えたの」

・持ち前のユーモアを取りもどしつつあるが，活力はまだ出ない。内服継続。

[4回目　死別から3か月]
「手続きが必要な関係のことはほぼ終わって落ち着いてきたところ。以前のように感情的に泣くことはなくなった。でも，行き着くところは……お父さんに会いたい。ただ最近ね，"どうしても"迎えに来てほしい，が"できることなら"迎えに来て，に変わったのよ」

「子どもと話しているときに，こういうときにお父さんだったらなんて言うんだろうって最近思うのよ。お父さんの代わりを私ががんばらないとな，って」

・新しい生活リズムと自分の体調に徐々に慣れつつある。内服継続。

[5回目　死別から4か月]
「年末年始は『あ，ランプシェードにゴミがいっぱい』とか……そんなのを見てはお父さんがいないんだなぁって……。ランプシェードの掃除はお父さんの担当だったから」

「今までの私だったら，なにがあってもすぐに気持ちを切り替えて元気になれていたのに。私おかしいのかな？（他の遺族も同じ経験をしていることを伝える）『あんたもうそろそろ元気出しなさいよ』と言われるのがいやで，そう言われる前に自分から元気な声で『大丈夫よ！　元気元気！』って言ってるんだ。今の先生の話を聞いて，虚勢張っているんだって気づいた」

・年末年始の行事に伴う記念日反応。誰にも本心を言えないことによる精神的疲労がある。不眠が続いている。抗うつ薬に加えて，睡眠導入薬を開始。

第2章　さまざまな場面でのPTG

[6回目　死別から5か月]

「こんなこと言ったら主治医の先生に怒られちゃうけど，本当はもっと簡単な病気だったんじゃないかと思うことがあるんです。＜涙＞（必死に介護していた家族ほど，もっとなにかできたのではないかと思いやすい傾向があること，十分に介護していたことを伝える）ほんと限界だったと思うの。あれ以上は続けられなかった」

・夫の治療に関する後悔。はやる気持ちを抑え，ゆっくりと養生していこうと努力している。夫人の健康診断の結果，腫瘍マーカーが上昇していたため，精査を進める。内服継続。

[9回目　死別から7か月]

「マーカーが上がっていると聞いたとき，正直うれしかった。お父さんに会いたいから。手遅れになって，あの世に行けたらと思う」

「友だちにも『いつまでメソメソしているの！』って言われた。だんだんと話せる場所，泣ける場所がなくなってきた」

「いつも隣で寝ていたのに，今は隣を見ても箱があるだけ……もう一度温かい手で，私の手を握ってほしいの……あと10年は一緒にいたかった……頭にあんな病気があっても，私が疲れていると『どうしたの？　僕が君を置いて行くはずないじゃない』と言ってくれていたのに……先に死んじゃった」

・夫に会いたいという気持ちが強い。終末期闘病中の夫の様子ばかり思い出され，つらい感情が引き起こされている。内服継続。

[10回目　死別から7か月]

「電球の交換，子ども，孫，世間とのかかわり……一人で考え，決めて，行動することが重荷」

・熟睡感の欠如，中途覚醒，喜びの喪失。服喪とは別事象で抗うつ薬を要する病態である。抗うつ薬増量。

[11回目　死別から8か月]

「私のことをどう思われても，『まぁいいじゃん？』と思えるように。少し強くなったみたい」

「仏壇の前に行っても泣かなくなってきた。逆に『孫を抱けなくてパパかわいそう』と思うようになった。主人の日記を見ても笑えるように。前だったら泣いていた。あの世に行くときなにも土産話がないのもつまらない。私たちが一生懸命生きているのを見てもらったほうが，お父さんも安心する」

「（どんな方でしたか？）優しい人。お父さんといた36年間，楽しかった。いやなこともあったけれど，それよりも楽しかったことのほうが多かった」

・物事に対する考え方に変化が現れており，本人も自覚している。頭痛が気になるとのことで，抗うつ薬減量。

[12回目　死別から8か月]
「家族と友だちに感謝してる。私を支えてきてくれた人たちのおかげだなぁって。わざとのように心配するのではなくて，ちょっと私の様子がおかしいと，なんとなく近くにいてくれるとか，そういう支え」

「交友関係も割り切れるようになってきた。相手のためにわざと悲しいなんて言う必要もない。世間に負けたくない。未亡人のどこが悪いのよ，と」

「私は本当に，お父さんとの36年間がとても楽しかった。それを『悲しい悲しい』と言っていたら，楽しいが悲しいに変わっちゃうでしょ？　だから，これから先も同じように楽しい人生を生きたいの。でも，同じ私ではないのよ。だって，お父さんはいないもの」

・新たな生活に適応するための行動変容が起きはじめている。話すことで自分の変化を再確認し，自信につなげているという印象。内服継続。

[14回目　死別から10か月]
「人間的に一皮むけたのかな？　『どうぞ？』と無視できるようになった。世間に負けたくない。泣くこともあるけれど，泣いてばかりはいられない。お父さんはいない。現実だもの。ケンカもしたしいやなこともあったけど，楽しかったことのほうが多かったから，自分は幸せだったと思う。お父さんへの感謝の気持ちは常に忘れない。お父さんと過ごした日々も，前は思い出すと泣いていたけど，今では『こんなこともあった』と思い出話。自分が死ぬとき，楽しかったと思って死にたいの。今死んだら思い出話しかできない。もっと生きて，お土産話をつくらないとね」

「健康体だったら身体を洗ってあげることもなかった。"世話をした"ではなく，"世話をさせていただいた"と自然に思う。彼でよかった。私が先だったら彼はこんなに早く立ち直れなかったろう。お父さんの死を幅広く受け入れられるようになった。主治医に泣きながら電話したときの自分と，今の自分と受け入れ方が変わった。窓口が広くなった感じ。広がると，自分が癒される感じ」

・変化を自覚。安定して落ち着きつつある。うつ病の増悪はない。内服継続。

[15回目　死別から11か月]
「納骨を終えて心にぽっかり穴があいた。1週間毎日泣いていた。我慢はしない。涙が出るときも『いいじゃない』と言って泣いている」

「本当は病院にも入れたくなかった。いまだに少しその事が引っかかってる。このことの心の整理ができると，またひとつ心の階段を上がれると思う。やっぱり看ていたかった。そこだけが，どうしてもまだクリアできない。もう少し，ここにお世話になるね」

・夫の死別に立ち会えなかった後悔はまだ残っている。心理士から妻へ，生前の夫の言葉を伝えた。内服継続。

[16回目　死別から12か月]
「一人で決断をつけなければならない生活，『できるかな……』と自信なく過ごして来た日々が，ここのところ『できたじゃない』という自信につながっている」

「独り言を言う自分が前はいやだったけれど，最近は楽しんでいる。『そっちの世界にはお酒はあるの？』という会話。前はその隔たりを越えたかったのに，今は隔たりもなく会話している感じ。常に一緒にいる感覚」

「前は，私がお父さんを心配していた。今は逆転して，お父さんが私のことを心配していると思うから，しっかりしないとと思う」

「近所の人に対しても，最近は『寂しいでしょ？』と聞かれても『うん，寂しいけど大丈夫よ。子どもが一人前になるまでがんばるるわ』と言えるようになった。いやなことは適当に流して，良い言葉は心にとまるようになってきた」

「自分に残された人生をしっかりと歩みたい。後ろ向きになりたくない。後ろを向いてお父さんが帰ってくるなら後ろを向く。でも，そうじゃない」

「自分のことを嫌って先に逝ってしまったのではないかと思っていたこともあった。でも，前回先生がお父さんの話していたことを教えてくれて，私のことを気にかけてくれていたことがわかった」

「はっきり物を言う自分がもどってきた。お父さんはそんな私が好きだったの。少しわがままを我慢してる。前はお父さんがブレーキかけてきたけど，自分でやるように練習中」

- 物事の受け止め方が変化している。抗うつ薬は必要ない状態となっている。退薬症状出現なし。投薬中止で経過観察。

[17回目　死別から13か月]

「楽しい毎日を過ごしていないと，お父さんに対して失礼だと思うようになった。本人は逝きたくて逝ったわけでもないんだからね。お父さんに見切りをつけたわけではない，お父さんが喜ぶような生き方をしたいだけ」

「生きていく自信がついたんだと思います。お父さんが亡くなって1年2か月，いろいろやらなければならないこともあった。それも乗り越えてきた。近所の好奇の目にも，『なぁに？　気になることがあれば聞いたら？』と言えるようになった」

「彼はこの先何年経ってもずっと年をとらない。あっちの世界に行ったときにすぐに気づいてくれるよう，なるべくきれいにしておくの。この話を，偶然出会ったご主人を亡くされた方に話したの。お互い涙を流しながら話をしたわ。で，『きれいにしてないと，大好きなご主人に会っても気づいてもらえないよ！』って言ったの。そしたら，その人が笑って『あんた楽しいねぇ！』って＜涙＞。その言葉を聞いて『あぁ，そういえば私ってこういう楽しい人だった』って思い出したのよ」

- この1年2か月の自分の変化を感じ，自信を持ちはじめている。投薬中止後も精神症状の再燃なし，内服せずとも自然な眠りが得られている。

[19回目　死別から15か月]

「疲れたときには『会いたいな』と思うことがある。でも，早く死にたいとは思わない。早く会いたいなぁという感じ。いかに幸せに毎日楽しく過ごせるかがんばってるの。修行なの。自分の人生だから。修行したら，お父さんのレベルに達するかな。そうしたら，お迎えに来てくれるんだと思う」

・この2か月続く過密スケジュールによる疲労。1か月間に行いたい予定の内容と優先順位を相談しながら決めた。

[20回目　死別から17か月]
「お正月は思い出が多過ぎる。つら過ぎて息苦しくなる。『立ち直ったよ』と人に嘘をついている。世の中が楽しくしているとダメ。前とは違うんだけどね。いつも問いかけているのは『なんで置いて行っちゃったのかな』，それしかない。答えがない。＜涙＞仏の道に入ろうかと考えた。答えが見つかるんじゃないかと。仏の道に自分の身を置くことで，自分が楽になれるのではないかと思う。楽になりたいという逃げなのかもしれない……」

・正月以降，悲しみの感情が強くなっている。記念日反応。

[21回目　死別から17か月]
「お世話になった住職がたずねて来てくれた。夢で会いに来てくれた話をしたら『向こうに上ったね。なんで残されたか……それは向こうに行ってから聞けばいい』と言ってくれた。抜けてったの。重荷が。向こうの良い世界に行ってくれて，安心した。私も必ずいずれ行く場所で，必ず会えるから……そう思ったらうれしくなった。『楽しんでいいんでしょうか？』とたずねたら『いつも悲しい顔してたら一番悲しむのはご主人ですよ。楽しんでください。いつものお母さんが好きなんだから』と。目から鱗。近所の人になに言われてもよくなった。私が悲しんでいることが，お父さんを悲しませていることに気づいた」

・住職の教えをきっかけにペースを取りもどした。

[23回目　死別から22か月]
「自分は幸せだったんだなって思う。親バカかもしれないけど，息子も娘もできの良い子。お父さんの生き方を見ていたんだな。お父さんの生き様が子どもたちに受け継がれている。それが私の安らぎ」

「自分の身体のことも放っておかなくなった。『どうでもいいや』ではない」

「お父さんとの縁は切れていない。天国に行けばまた会える。繋がってる。これからは自分自身の人生を歩みたいと思っている」

・半年前と比べ，さらに安定した精神状態で生活を送れているよう。日頃から夫の存在を感じている。

[24回目　死別から25か月]
「お父さんがいない悲しさは変わらない。でも『お父さんお父さん……』って思いつづけることはなくなった。夫婦を見ると『いいな』と思うけど，でも夫婦全員が幸せとは限らないし，なにか苦労があるかもしれない。お父さんと一緒にいた36年間は本当に幸せだったから，それでいいじゃないと思うの。前よりも，コントロールが上手になったと自分で思うわ。ひとつ，自分でも『変わったな，すごいな』って思っていることがあるの。それは"近所がまったく気にならなくなった"ってこと。どう思われたっていい，何だっていいじゃない，と自然に思えるようになったのよね。最近，断れるようになったの。断っても，友だちは友だち。連絡をくれる人はいるし。それでいいと思ってるんだ」

「以前は，お父さんのいない悲しみを埋めるために楽しみを見つけたかった。でも今は，自分が羽ばたくための楽しみを探しているの」

「初めは主治医のことを恨んでた。なぜ高価な薬を使ってまで命を長らえさせるのかって。どうせ死ぬなら早く死んでしまったほうが，お父さんにとっても私にとっても幸せなことだと思ってたから。今ではあの時間を作ってくれた先生に，素直に感謝してる。あのつらかった思い出さえも，良い思い出に変わってる」

「この先なにが起こるかわからないし，そんなことが起きたときには自分で対処しなくちゃいけないという不安はあるけれど，この2年間無駄に過ごしてきたわけじゃない。2年間で少し自分が強く成長したような気がするの。これからはもっと丸くなろうと思ってる。親しい友人にも，家族であっても言えないことがある。この場でたくさん，いろんな話を聞いてもらえたことが，私にはとてもよかった。本当にお世話になりました。ありがとう」

・悲しみの感情は消えていないが，それでもなおこの先の人生を歩んでいけるという思いが確実なものとなったため，本人と相談し，診療を終結。

おわりに

　これらは彼女の語ったことのほんの一部である。およそ2年にわたる時のなかで，家族・友人・医療者・宗教家・本・亡き夫と過ごしてきた幸せな日々の思い出などに支えられ，彼女は行きつもどりつしながら変化していき，最終的には彼女自身がその変化を「成長」と呼ぶに至った。語っている内容が劇的に変わっているわけではない。しかし，少しずつ，語られる言葉と態度に無理がなくなっていったのである。PTGとは，このように緩やかに起こるものなのだろうと筆者は感じている。そして彼女は今も，行きつもどりつ歩みつづけている。

　最後は，彼女が同じ苦しみと立ち向かっている遺族に向けた言葉で終わりにしたい。

　「悲しいことは変わらない。でもそれでいいじゃない。エレベーターじゃダメ，階段でないと。もどりたいときにはもどり，止まるときには止まれないとね」。

8 小児がん経験者の精神的成長

上別府圭子

(1) 小児がんと Posttraumatic Stress Disorder/Symptoms

　筆者らは，精神的成長に注目をして研究を始める前に長い間，小児がんの子どもたちや家族に，闘病生活のあとにみられるストレス反応（Posttraumatic Stress Disorder/Symptoms；PTSD/PTSS）について，研究を実施してきた。それは，筆者が臨床で出会った症例に端を発している。

　大学附属病院でリエゾン活動を行っていた筆者は，小児科の症例においても，死に至る症例に多く接していたが（上別府，1999；Kamibeppu, 2000），あるとき，原病の治療経過は順調であるのに親が非常に心配しているという症例が，小児科医からリファーされてきた。彼は2歳で急性リンパ性白血病を発症し，8歳時に再発，9歳時に骨髄移植を受け，原病に関しては経過良好な10歳の男子であった。しかしすっかり怖がりになっていて，一人で2階の子ども部屋に上がったり，一人でトイレに行くことができない，また睡眠障害があり，たびたび悪夢を見て絶叫したり泣きつづけたりしていた。小児がんの症例でPTSDを意識して診た，初めての症例であった（Kamibeppu, 2003）。

　調べてみると，小児がんに罹患した子どもの心理行動上の問題としては，抑うつ症状や行動上の問題は少なく（Rourke & Kazak, 1994），PTSDの枠組みで1985年ごろから研究がなされていた（Nir, 1985；Stuber et al., 1991）。その後，日本でも，小児がん経験者やその親に焦点を当てたPTSS研究が行われるようになった（Fukunishi et al., 2001；泉・小澤・細谷，2002，Ozono et al., 2007）。

(2) 肯定的な変化への着目

　一方,「ちょっとやそっとのことではへこたれない強さを得た」「命の大切さを知った」「みんなの愛情を感じることができる」「身体の弱い子どもの役に立てる仕事につきたい」など,小児がん経験者からは,大変な闘病生活を乗り越えたからこその成長と思われる言葉を多々耳にしていた。このような前向きの変化をとらえる概念 Benefit Finding, Perceived Benefit などがあるなかで,先に述べたように,否定的な反応を PTSD の枠組みでとらえることが適しているのなら,その後に生じる成長は,PTG としてとらえるのが最も適していると考えられる。肯定的な心理的変化を示す概念のなかでも,PTG 概念は,先行して非常につらい問題 (traumatic stress) を経験していることを前提としているからである (Calhoun & Tedeschi, 1999)。

　がんにおける PTG あるいは benefit finding の研究は,1985 年前後から主に成人がんの領域で行われ,自記式で PTG を測る尺度 PTGI (Post Traumatic Growth Inventory；外傷後成長尺度) (Tedeschi & Calhoun, 1996) が開発されてからは,乳がんをはじめ直腸がん,肺がん,子宮がん,前立腺がんなどさまざまな成人がんにおいて,研究が活発に行われるようになった。PTGI は,5 下位尺度 21 項目からなる 6 件法 (0 点〜5 点) の尺度で,高得点が高成長を示す。下位尺度の内訳は,1. 他者との関係,2. 新たな可能性,3. 人間としての強さ,4. スピリチュアルな変容,5. 人生に対する感謝,である。

(3) 小児がん経験者の肯定的変化

　小児がんにおいても,心理社会的晩期合併症あるいは小児がん経験者の適応を研究するなかで,肯定的な変化が見いだされていた。たとえば,ワッサーマンら (Wasserman et al., 1987) の研究では 40 例の治療終了後 5 年以上の小児がん経験者に半構造化面接をするなかで 95％の経験者が,フリッツとウィリアムズ (Fritz & Williams, 1988) の研究では 41 例の治療終了後 2〜8 年の小児がん経験者に構造化面接をするなかで 61％の経験者が,小児がんによる肯定的な影響があると語った。フィップスら (Phipps et al., 2007) とカリアーら

(Currier et al., 2009) は，疾患と関連した benefit finding を測定する尺度を，小児がん経験者を対象に開発するとともに，benefit と負担の認識は，独立した要素であり，同時に生じうることを示した。

PTG の概念を用いて，思春期にある小児がん経験者について研究を行ったのはバラカットら（Barakat et al., 2006）である。バラカットらは，治療終了後1年以上経った，11歳から19歳の小児がん経験者150例に対し，PTSS を測る IES-R（Impact of Events Scale-Revised；改訂出来事インパクト尺度）などとともに，PTG を測る構造化面接を行った。その結果，ほとんどの経験者（$n = 127$，84.7％）が，がんに罹患したことに関係したひとつ以上の肯定的な結果を報告した。

PTG は，治療終了後年数と有意な負の相関，診断時年齢，過去の主観的生命の脅威，現在の主観的生命の脅威，主観的治療強度，PTSS と有意な正の相関があった。

診断時年齢と治療終了後年数とが強い負の相関（$r = -0.71$）を示していたため，診断時年齢5歳未満と5歳以上の2グループに分けて，追加解析を行った。診断時年齢5歳以上のグループのほうが，PTG を多く報告していた。診断時年齢5歳以上のグループでは，PTG は治療終了後年数と有意な相関は持たなかった（$r = -0.09$）。

PTG は PTSS と相関していたが，主観的生命の脅威や主観的治療強度が PTG とも PTSS とも相関していたために，交絡を疑い検討を行った。すなわち，PTG を従属変数として階層的重回帰分析を行い，Step1 で診断時年齢を，Step2 で主観的生命の脅威と主観的治療強度を，Step3 で PTSS を投入したところ，説明力が有意に上昇した。つまり，診断時年齢や疾患の変数を考慮しても，PTSS が有意に PTG を説明していた。

さらに，診断時年齢5歳以上のグループのほうが PTSS も高かった。しかしながら，どちらのグループにおいても，PTG と PTSS の有意な相関は残った。

これらの結果をバラカットらは，次のように解釈している。5歳以上で診断を受けた思春期の経験者は，闘病生活を思い出すことができ，疾患の深刻さも理解しているので PTSS を持ちやすい。また同時に周囲からの支持や励ましを理解し感謝でき，厳しい治療と闘った強さも理解できるので，より PTG につ

ながると考えた。

(4) 日本の小児がん経験者における PTG

　日本では，小児がんの全数登録制度がなく，各学会での努力や小児慢性特定疾患治療研究事業による医療給付の件数によって，発生数が推定されている。日本小児白血病リンパ腫研究グループ（JPLSG）に加入している施設であっても，臨床試験登録数が年間 20 例以上の施設は 186 施設中 2 施設のみ（1.8％）で，年間の登録患者数が 4 例以下の施設が 109 施設（58.6％）というように，子どもたちはさまざまな施設で治療を受けている（堀部ら，2009）。また，日本では子どもへの病名告知がなされてこなかった歴史もあり，晩期合併症の観点からも長期フォローアップが必要であることが明らかになってきてからも（Oeffinger et al., 2006），フォローアップや実態把握が困難な実情がある（前田ら，2009）。全国には 5 万人を超える小児がん経験者が生活していると推定されている。

　石田ら（2010）は，青年期から成人期を迎えた小児がん経験者の晩期合併症と QOL（Quality of Life）の実態を，小児がん経験者の視点から把握することを目的に，日本で初の多施設共同研究による横断調査を実施した。筆者はこの調査で，心理的側面を担当した。成人期前期の小児がん経験者における PTG の研究は，筆者らの知るところ世界初であった。

① 方法

　研究に参加したのは 12 施設で，すべての施設で倫理審査委員会の承認を得た。対象包含基準は，調査時 16 歳以上で，小児がんの診断後 5 年以上，原病に関しては過去 1 年以上無治療で寛解を継続していること，病名の告知を受けている経験者とした。対象の除外基準は，小児がんならびにその疾患に起因しない基礎疾患があり日常活動や社会生活に著明な支障をきたしていることが明らかな者，調査票に自記式で回答することが困難と考えられる者，主治医の判断で調査が悪影響を及ぼす可能性があるとみなされる者である。主治医が研究説明を行い，自由参加であることを伝えた。保護者および本人が同意した場

合には，無記名で調査票に回答し，研究責任者に郵送した。また同意を得た段階で，主治医はドクターシートに診断・治療内容を記入し，匿名コード化後に，研究責任者にFAXで送付した。

サンプルサイズは，小児がん経験者200と定め，性，年齢，居住地域を経験者の比に合わせた対照群を，インターネット調査会社から得た。本人および同胞が小児がんを経験していないことを条件とし，目標サンプル数を1,000とした。

調査票は，北アメリカのCCSS（Childhood Cancer Survivor Study）（Robinson et al., 2002），イギリスのCCSS（Hawkins et al., 2008），St. Jude Children's Research HospitalのACT（After Completion Therapy Clinic）（Hudson et al., 2004）で使用されている調査票を参考に作成した。心理面のうち，PTSSに関してはIES-Rを使用し，PTGに関してはPTGI-J（Taku et al., 2007）を使用した。PTSSが正規分布しないことを考慮して，Mann-Whitney U-testを用い，多重比較についてはBonferroni's adjustmentを行った。

② 結果

・回収率と参加者の特徴

小児がん経験者261例に依頼し，189例（72.4％）から回答を得た。有効回答は185例であった。回収群と非回収群とで基本属性を比較すると，回収群で有意に女性の割合が多かったが，調査時年齢，診断時年齢，診断された年，原発疾患の種類，治療の内容，晩期合併症・再発の有無については，両群間に差を認めず，回収によるバイアスは許容しうる範囲と考えた。

小児がん経験者の診断された年代は1979～2003年，診断時年齢は8歳前後，調査時年齢は23歳，平均15歳前後で病名告知を受け，平均16～17歳で晩期合併症の説明を受けていた。

小児がん経験者の原疾患は，急性リンパ性白血病が81例（43.8％），急性骨髄性白血病21例（11.4％），その他の白血病4例（2.2％），悪性リンパ腫23例（12.4％）と造血器腫瘍が129例（69.2％）を占めた。固形腫瘍では，神経芽腫11例（5.9％），脳腫瘍と骨髄腫がいずれも10例（5.4％）であった。

受けた治療内容では，化学療法と放射線治療の組み合わせが39.5％，化学

療法のみが 22.7％で，3 者併用が 21.1％であった。手術療法は 70 例（37.8％），造血幹細胞移植は 46 例（24.9％）で施行されていた。

・PTSS と PTG

表 2-3 に小児がん経験者と対照群の男女別 PTSS と PTG の得点を示す（Kamibeppu et al., 2010）。表 2-4 に示すように，IES-R 得点と PTGI-J 得点間には，相関はまったくみられなかった（上別府・尾関・本田，2008）。

IES-R の総合点は，男性で中央値 8，女性で中央値 11，カットオフ値以上であった者は，男性 13 例（16.9％），女性 25 例（23.4％）であった。対照群と

表 2-3 小児がん経験者と対照群における PTSS と PTG（Kamibeppu et al., 2010）

女性		小児がん経験者				対照群		
	n	mean	SD	median	n	mean	SD	median
IES-R_総合	107	16.42	16.67	11.00 †1	584	15.91	19.70	7.50 *1
		n		%		n ‡		%
IES-R ≧ 25		25		23.4		154 ‡		26.4
IES-R_侵入	107	0.76	0.82	0.50	584	0.70	0.92	0.25 *2
IES-R_回避	107	0.74	0.75	0.50	584	0.79	0.96	0.38 *3
IES-R_過覚醒	107	0.74	0.88	0.50 †2	584	0.67	0.97	0.17 *4
PTGI_総合	102	50.50	24.45	47.50 †7	423	27.69	22.94	22.00 *5
PTGI_他者との関係	107	2.47	1.29	2.14 †8	423	1.32	1.25	1.00 *6
PTGI_新たな可能性	106	2.59	1.36	2.80 †9	423	1.44	1.34	1.20 *7
PTGI_人間としての強さ	103	2.19	1.28	2.00 †10	423	1.26	1.24	1.00 *8
PTGI_スピリチュアルな変容	107	1.38	1.28	1.00 †11	423	0.78	1.06	0.50
PTGI_人生に対する感謝	107	2.98	1.32	3.00 †12	423	1.54	1.22	1.33

男性		小児がん経験者				対照群		
	n	mean	SD	median	n	mean	SD	median
IES-R_総合	77	13.07	13.15	8.00 †3	416	9.61	16.20	0.00
		n		%		n		%
IES-R ≧ 25		13		16.9		58		13.9
IES-R_侵入	77	0.61	0.65	0.38 †4	416	0.43	0.76	0.00
IES-R_回避	77	0.61	0.68	0.38 †5	416	0.48	0.81	0.00
IES-R_過覚醒	77	0.56	0.62	0.33 †6	416	0.39	0.75	0.00
PTGI_総合	73	50.68	24.98	51.00 †13	235	23.49	22.69	16.00
PTGI_他者との関係	77	2.57	1.30	2.71 †14	235	1.05	1.18	0.71
PTGI_新たな可能性	75	2.47	1.34	2.40 †15	235	1.25	1.31	0.80
PTGI_人間としての強さ	76	2.21	1.35	2.13 †16	235	1.04	1.15	0.50
PTGI_スピリチュアルな変容	77	1.37	1.23	1.00 †17	235	0.79	1.13	0.00
PTGI_人生に対する感謝	76	2.96	1.24	3.00 †18	235	1.37	1.22	1.00

*1 〜 *8: Mann-Whitney U-test による男女間の有意な差。p= 0.000 (*1, *2, *3, *4), 0.007 (*5), 0.002 (*6), 0.045 (*7), および 0.018 (*8)
†1 〜 †18: Mann-Whitney U-test と Bonferroni adjustment for multiple tests による小児がん経験者群と対照群との有意な差。p=0.034（†1），0.013（†2），0.000（†3, 4），0.001（†5），および 0.000（†6 − †18）。
‡: Fisher's exact test による男女間の有意な差。p=0.000

表 2-4　小児がん経験者における PTG と PTSS の相関

Pearson's r	IES-R(総合)	侵入	回避	過覚醒
PTGI (総合)	0.02	-0.02	0.09	-0.01
他者との関係	-0.06	-0.11	0.02	-0.07
新たな可能性	0.06	0.01	0.11	0.04
人間としての強さ	0.00	-0.05	0.08	-0.04
スピリチュアルな変容	0.01	0.00	0.04	-0.01
人生に対する感謝	0.05	0.01	0.11	0.02

の比較では，男性ではIES-Rの総合点および3つの下位尺度すべてにおいて，小児がん経験者群は対照群に比べて得点が高かった。女性では，総合点および下位尺度のなかの覚醒亢進症状で，小児がん経験者群は対照群に比べて得点が高かった。

PTGについては，PTGI-Jの総合点で，男性の中央値51.0，女性の中央値47.5，総合点，および5つの下位尺度すべてにおいて，対照群より有意に高い得点を示した（Kamibeppu et al., 2010）。さらに，21項目のすべてにおいて，対照群より高い得点であった。平均が3点以上であった項目は，対照群には皆無であったが，小児がん経験者においては，「他者への思いやりの心が強まった3.24」「新たな関心事を持った3.02」「自分の命の大切さを痛感した3.86」であった（上別府・尾関・本田，2008）。対照群に比較して平均値が1.7倍以上であった項目は，「他人と親密感を持つようになった」「感情を表に出してよい」「人生に新たな道筋を築いた」「新たなチャンスが生まれた」「自分が強い人間だと発見した」であった。

③　考察

PTGI（-J）で測定したPTGの値は，コルドバら（Cordova et al., 2001）やワイス（Weiss, 2002）による乳がん患者の得点54.7，52.9よりも低かったが，対照群に比べ有意に高かった。前者は50歳代の白人を中心とした対象者であるから，若い日本人とは表現の仕方が異なると考えるほうが順当であろう。小児がん経験者は対照群と比較して，つらかった出来事（小児がん経験者の場合

は闘病生活)と関連して自身が成長したと認識していることが明らかになった。

またコルドバら(2001)やシュレーバース(Schroevers et al., 2008)は,がん経験者では「人生に対する感謝」や「他者との関係」の領域で心理的な成長が自覚されやすいとしているが,日本の小児がん経験者では次のような特徴があった。すなわち,「他者への思いやりの心が強まった」「他人と親密感を持つようになった」「感情を表に出してよい」などの「他者との関係」においてとくに成長がみられていたことは共通しているが,このほかに,「新たな関心事を持った」「人生に新たな道筋を築いた」「新たなチャンスが生まれた」など,「新たな可能性」においても目立った成長がみられた。これは,進路選択や職業選択以前の子ども時代に闘病生活を経験した思春期・成人期前期の対象者の特徴といえるかもしれない。

バラカットら(2006)と違って,PTSSとPTGの間には,まったく相関がみられなかった。むしろ乳がん経験者に関するコルドバら(2001)の結果と合致していた。バラカットら(2006)は,PTGの測定に独自の方法を使用しているため,測定法の違いによる結果の違いの可能性が考えられた。宅(2010)によると,最近の研究ではPTSSなどの症状とPTGの間に線形の関係を仮定しないという。同研究は横断研究であるため,トラウマ反応が最も重かったときどうであったかは不明であるが,現在のPTSSが重くても軽くても,PTGを高く評価している者もあればそうでない者もあるという結果であった。したがって,フォローアップ時にPTSSを評価するばかりでなく,PTGについて評価することが,小児がん経験者に別の視点からのケアを提供することになると考えられた。

(5) 研究の動向

その後,北アメリカのCCSSから,超大規模なPTGに関する研究が発表された(Zebrack et al., 2011)。CCSSは筆者らが参考にした超大規模コホート研究である。1970年から1986年の間に診断された小児がん経験者に対して,1995～1996年にベースライン調査を開始し,その後,フォローアップ調査を行っている。きょうだいを対照群とする。もともとの対象は2万人規模である

が，今回の研究に参加した経験者は6,425例，きょうだい360例であり，性別，教育歴は同等であった。しかし，経験者群はきょうだい群に比べて，調査時年齢は若く（32.3歳 vs. 33.9歳），白人以外で，無職，未婚，低所得の者が多かった。経験者は平均8.7歳で診断を受け，その後23.6年を経過していた。筆者らの研究の参加者と比較すると，診断時年齢は同等であるが，フォローアップ期間が10年近く上回っている集団である。

　確証的因子分析を行ったところ，1因子モデルよりも5因子モデルのほうが適合度がよかったため，5下位尺度を用いた検討を行うこととした。

　年齢，性別，人種で調整したうえで小児がん経験者群ときょうだい群のPTGIの下位尺度得点を比較したところ，すべての下位尺度で小児がん経験者のほうが有意に高かった。イフェクトサイズは，小〜中であった。すなわち小児がん経験者は，自らの人生が小児がんから影響を受けたと感じていることを表現しやすいといえる。

　5下位尺度について重回帰分析を用いて関連要因を探索したところ，女性，白人以外の人種，ひとつ以上の集中的な治療を受けている者，二次がんまたは再発を経験している者で，PTGが高かった。多くの場合，診断時年齢が高く，診断後経過年数が短いほうがPTGが高く，診断名による違いもみられた。白血病に比べて，骨腫瘍の者のほうが「他者との関係」「新たな可能性」「人間としての強さ」「人生に対する感謝」の4下位尺度において，自らの成長を認めていた。学歴や収入については，下位尺度ごとに矛盾した結果であったため，さらに検討を要する。結婚歴有りの者のほうが，無しの者よりも「スピリチュアルな変容」と「人生に対する感謝」で，成長がみられていた。職業の有無は，PTGには関連がみられなかった。

　ゼブラックら（Zebrack et al., 2011）は今後の展望として，次のように指摘している。すなわち，肯定的影響の及ぶ範囲や，健康関連QOLや心理的健康などとの区別，小児がん経験者の経験と他のトラウマ経験者や健常集団の経験との違いについては，さらなる研究を要する。また，この年齢の若者に一般に生じる速度の速い社会的情緒的な変化の文脈において，小児がんに関連した人生の変化を評価できるようなデザインの縦断的研究が望まれる。さらに，肯定的変化とPTSSとの関連を調べることは，成人期前期の経験者に対する小児が

んの長期的影響を理解するのに重要な注力であろうとしている。小児がん経験者における否定的な反応を予防したり治療したりするだけでなく、小児がん経験者が意味を見つけ自己感や人生の物語につながるような方法で、自らの経験を解釈するように促すことを目的とした介入の開発につながる可能性があるとしている。

(6) 小児がん経験者の精神的成長を支える

　筆者らは、研究成果を小児がん経験者グループや、家族会の代表者に報告し、意見や感想を求めている。PTGの研究成果報告は、経験者本人や家族から、「数字に示してもらえてうれしい」「励みになる」というポジティヴな感想をもらうことが多く、がんの子どもを守る会の、関西支部、新潟支部、香川支部など、各地から声がかかり、お話しに行かせていただいた。新潟支部や香川支部では、講演会の場所ががんセンターやこども病院内であったこともあり、告知間もない家族も参加していて、目の前の出来事に対処することで精いっぱいであることが言動ににじみ出ていた。信頼する主治医や治った経験者や家族に囲まれて、先々の成長の話を耳にすることが、経験者や家族を傷つけることはなかったと信じたい。

　筆者の論文が公開されて間もなく、チャペルヒルのノースカロライナ大学看護学部准教授のサンタクローチェ（Santacroce, S. J.）博士より、メールをいただいた。彼女はAYA（Adolecent-Young Adult）世代の小児がん経験者と保護者に対して介入研究を実施していて、介入開始12週のoutcome評価に成長を測るPTGIとGTUS（Growth Through Uncertainty Scale）（Mast, 1998）を用いたところ、まだ予備的な結果ではあるが、どちらの尺度でもすばらしい成長がみられたとのことである。このプログラムは7回にわたる電話訪問で、ストレスについて話し合ったあとに、リラックス法や、コミュニケーションスキル、問題解決法などを教えていく、心理教育的な方法のようである（Santacroce et al., 2010）。筆者らも、小児がん経験者におけるPTGの成り立ちを詳細に解明した後には、経験者や家族の役に立つ、実践的なケアプログラムを開発したいと願っている。

文　献

Barakat, L. P., Alderfer, M. A., & Kazak, A. E. (2006). Posttraumatic growth in adolescent survivors of cancer and their mothers and fathers. *Journal of Pediatric Psycology*, 31 (4), 413-419.

Calhoun, L. G., & Tedeschi, R. G. (1991). Facilitating posttraumatic growth: A clinician's guide. Mahwah: Erlbaum.

Cordova, M., Cunningham, L., Carlson, S., Andrykowski, M. (2001). Posttraumatic growth following breast cancer: A controlled comparison study. *Health Psychology*, 20 (3), 176-185.

Currier, J. M., Hermes, S., & Phipps, S. (2009). Brief report: Children's response to serious illness: Perceptions of benefit and burden in a pediatric cancer population. *Journal of Pediatric Psycology*, 34 (10), 1129-1134.

Fritz, G. K., & Williams, J. R. (1988). Issues of adolescent development for survivors of childhood cancer. *Journal of the American Academy of Child and Adolescent Psychiatry*, 27 (6), 712-715.

Fukunishi, I., Tsuruta, T., Hirabayashi, N. et al. (2001). Association of alexithymic characteristics and posttraumatic stress responses following medical treatment for children with refractory hematological diseases. *Psychological Report*, 89, 527-534.

Hawkins, M. M., Lancashire, E. R., Winter, D. L. et al. (2008). The British Childhood Cancer Survivor Study: Objectives, methods, population structure, response rates and initial descriptive information. *Pediatric Blood and Cancer*, 50, 1018-1025.

堀部敬三・土田昌宏・鶴澤正仁・中畑龍俊 (2009). わが国の小児造血器腫瘍診療施設の実態　日本小児科学会雑誌, 113 (1), 105-111.

Hudson, M. M., Hester, A., Sweeney, T. et al. (2004). A model of care for childhood cancer survivors that facilitates research. *Journal of Pediatric Oncology Nursing*, 21, 170-174.

石田也寸志・本田美里・上別府圭子他 (2010). 小児がん経験者の晩期合併症および QOL の実態に関する横断的調査研究——第1報　日本小児科学会雑誌, 114 (4), 665-675.

泉真由子・小澤美和・細谷亮太 (2002). 小児がん患児の心理的晩期障害としての心理的外傷後ストレス症状　日本小児科学会雑誌, 65, 261-266.

上別府圭子 (1999). 子どもの死をめぐる心のケア——精神力動的コンサルテーション・リエゾンの試み　小児の精神と神経, 39, 276-285.

Kamibeppu, K. (2000). Inner experience of terminally ill adolescent. *Japanese Journal of Child and Adolescent Psychiatry*, 41 (supplement), 1-12.

Kamibeppu, K. (2003). Posttraumatic stress disorder in children with cancer: Process of recovery and preventive intervention. *Japanese Journal of Child and Adolescent Psychiatry*, 44 (Supplement), 112-128.

Kamibeppu, K., Sato, I., Honda, M. et al. (2010). Mental health among young adult survivors of childhood cancer and their siblings including posttraumatic growth. *Journal of Cancer Survivorship*, 4, 303-312.

上別府圭子・尾関志保・本田美里他 (2008). 小児がん経験者におけるPosttraumatic Growth の実態と関連要因〈厚労省研究班からの報告〉小児がん, 45 プログラム総会号, 240.

前田尚子・加藤剛二・児島勢二・堀部敬三 (2009). 小児がん経験者の長期フォローアップの現状——受診が途絶えた小児がん経験者へのアプローチ 小児がん, 46 (3), 324-330.

Mast, M. E. (1998). Survivors of breast cancer: Illness uncertainty, positive reappraisal, and emotional distress. *Oncology Nursing Forum*, 25 (3), 555-561.

Nir, Y. (1985). Posttraumatic stress disorder in children with cancer. In S. Eth & R. S. Pynoos (Eds.), Posttraumatic stress disorder in children. Washington DC: American Psychiatric Press. pp. 121-132.

Oeffinger, K. C. et al. (2006). Chronic health condition in adult survivors of childhood cancer. *The New England Journal of Medicine*, 35, 1572-1582.

Ozono, S., Saeki, T., Mantani, T. et al. (2007). Factors related to posttraumatic stress in adolescent survivors of childhood cancer and their parents. *Support Care in Cancer*, 15, 309-817.

Phipps, S., Long, A. M., & Ogden, J. (2007). Benefit finding scale for children: Preliminary finding from a childhood cancer population. *Journal of Pediatric Psychology*, 32 (10), 1264-1271.

Robinson, L. L., Mertens, A. C., Boice, J. D. et al. (2002). Study design and cohort characteristics of the Childhood Ccancer Survivor Study: A multi-institutional collaborative project. *Medical and Pediatric Oncology*, 38, 229-239.

Rourke, M. T., & Kazak, A. E. (1994). Psychological aspects of long-term survivorship. In C. L. Schwartz, W. L. Hobbie, L. S. Constone. et al. (Eds.), Survivors of childhood and adolescent cancer. NY: Springer. pp. 295-304.

Santacroce, S. J., Asmus, K., Kadan-Lottick, N., & Grey, M. (2010). Feasibility and preliminary outcomes from a pilot study of coping skills training for adolescent-young adult survivors of childhood cancer and their parents. *Journal of Pediatric Oncology Nursing*, 27 (1), 10-20.

Schroevers, M. J., & Teo, I. (2008). The report of posttraumatic growth in Malaysian cancer patients: Relationships with psychological distress and coping strategies. *Psychooncology*, 17, 1239-1246.

Stuber, M., Nader, K., Yasuda, P. et al. (1991). Stress responses after pediatric bone marrow transplantation: Preliminary results of a prospective longitudinal study. *Journal of the American Academy of Child and Adolescent Psychiatry*, 30, 952-957.

宅香菜子 (2010). がんサバイバーのPosttraumatic Growth 腫瘍内科, 5 (2), 211-217.

Taku, K., Calhoun, L., Tedeschi, R. et al. (2007). Examining posttraumatic growth among

Japanese university students. *Anxiety and Stress Coping*, 20 (4), 353-367.
Tedeschi, R. G., & Calhoun, L. G. (1996). The posttraumatic growth inventory: Measuring the positive legacy of trauma. *Journal of Traumatic Stress*, 9 (3), 455-71.
Wasserman, A. L., Thompson, E. I., Wilimas, J. A., & Fairclough, D. L. (1987). The psychological status of survivors of childhood/adolescent Hodgkin's disease. *American Journal of Diseases of Children*, 141 (6), 626-31.
Weiss, T. (2002). Posttraumatic growth in women with breast cancer and their husbands: An intersubjective validation study. *Journal of Psychosocial Oncology*, 20 (2), 65-80.
Zebrack, B. J., Stuber, M. L., Meeske, K. A. et al. (2011). Perceived positive impact of cancer among long-term survivors of childhood cancer: A report from the childhood cancer survivor study. Psycho-Oncology, on line first.

9 子どもの性的虐待サバイバーとPTG

北山秋雄

　私たちは，時に言葉で言い尽くせないほどの苦痛や心の傷を負いながらも，自分の個人的な能力の限界に立ち向かわざるをえない試練に直面することがある。以下に示す事例は，少女期に信頼する大人からの「性的虐待」という，心を破壊しかねない不幸に遭遇しながら生き抜いてきた性的虐待サバイバーの体験である。この事例は，時として読む者を不快や憂うつにさせるかもしれないが，むしろ，この女性がどのようにして危機的試練に立ち向かい乗り越えてきたかについて知ることによって，元来すべての人に内在する回復力・生き抜く力（resilience；レジリエンス）について理解する一助となるとともに生きる勇気を得ることであろう。

(1) 事例

　虐待初発当時の家族構成：父親（37歳），母親（34歳），本人（10歳），弟（6歳）

　初回面接時の家族構成：本人（31歳），夫（34歳），長男（4歳）

　菜穂子（仮名）さんは，初回面接当時E市内小学校の養護教諭であった。
　彼女が筆者のクライエントとなったのは，たまたま筆者が地域の専門職（医師，看護職，福祉職，教育職）を対象にした講演会「子どもの性的虐待——その理解と対応について」に参加したことを契機に，性的虐待を受けていた当時のさまざまな情景，感情等が想起（フラッシュバック；侵襲的強迫，解離的感覚，無力感，悪夢）されていたたまれなくなり，仕事に支障をきたしはじめた

ことから連絡してきたことに始まる。

　彼女の話によると，小さいころから母親の言うことをきく利発でおとなしい子どもだった。
　彼女は，小学校4年生から6年生まで，クラス担任から性的虐待を受けつづけ，中学生になって自分から避けて終わった。中学校，高校時代はとくに問題なく過ごした。大学時代に2～3人の男性とつき合ったが，どこかで「利用されているのでは。私の体にだけ興味があるのでは」という不信感，猜疑心が嵩じて自分から別れた。彼女には，高校時代からの唯一無二の女友だちがおり，性的虐待以外のさまざまなことを相談したり相談されたりしてきた。
　担任との関係について，初めはクラス委員として学校で担任のお手伝い（児童の呼び出し・簡単な連絡など）をしていたが，やがて担任の自宅で封筒の糊づけや答案の整理などを手伝うようになった。正確には覚えていないが，4年生の終わりごろには，月に1～2回，昼間や夕方，担任の自宅で一緒に布団に入ったりお風呂に入ったりした。初めはいやな感じがしたが，担任が他の児童の成績を見せてくれたり自分の成績を良くしてくれたりなど特別扱いすることを「自分が大切にされている」と感じて，他の児童に優越感を持った。自分の体を触られたり担任の体を触ることは好きではなかったが，「親しくなると誰でもすることだ」と言われて，「そんなものか」と思ってしまった。もともと友だちづき合いが好きでなかったから，友だちから「孤立」していることにあまり不満はなかった。5年生の2学期に，「トリコモナス膣炎（?）」を発症して母親と通院した。その時に，内心母親に担任との関係を気づいてほしい，と思ったが，（今思うと）母親はそのことに感づきながら努めて触れないようにしていたようだ。
　母親は保険の外交員をしていて派手好み，父親は無口でおとなしく同じ敷地内に住む祖父母に依存的であった。そんな父親に母親はよく不満を言って夫婦げんかをしていた。彼女は母親に甘えた記憶がほとんどなく，母親は成績が良ければ満足していた。のちに「（母）親からの甘えの代わりを担任に求めていたのかもしれない」と述懐していた。夫との夫婦仲は表面的にはうまくいっていた。結婚する以前にはつき合っていた恋人がいたが，別の女性ともつき合っ

ていることを知って別れて、安全パイ（公務員で好きでも嫌いでもない、自分の言うことをきく人）の現在の夫とつき合ってすぐに結婚した。結婚当初から性的関係は必ずしも良好ではなかったようで、彼女にとってセックスは子づくりと夫の性欲を満たすことであり、できることなら回避したかった。フラッシュバックのあとはとくにセックスが苦痛となり、夫からの要求を拒否しつづけたが、夫の理解を得ざるをえなくなり、過去の担任との性的関係を話して、セックスのたびに過去の担任との外傷体験が想起されて、動悸、不安、恐怖等でセックスが苦痛であることを伝えた。その時は夫が理解してくれたものと思った。その後、数か月間は夫からの性的要求もなくなんとか仕事と家事をこなしていたが、たまたま見た夫の携帯電話と手帳から、近所の顔見知りの主婦との不倫を知ることとなり、再び、偏頭痛、無気力、不安、不眠、過覚醒等が表出して、筆者のカウンセリングを受けることとなった。

　初回カウンセリングでは、友だちの相談として性的虐待のことを話していたが、2回目来談時すぐに自分のことであることを開示した。以後、約2年間は月に1回、3年目から4年目は3か月に1回、5年目以降は年に1～2回、メールで相談を受けている。7年目の現在、相変わらず抑うつ状態や睡眠障害、夫の不倫等夫婦間葛藤、彼女の性的虐待初発年齢に達した長男と次男（4歳）の子育てなどに悩みながら、日常生活を維持している。

(2) 討論

　性的虐待による心身反応・症状として、トラウマ（trauma）やPTSDがしばしば好発するといわれているが、子どもの成長発達段階に応じてその諸相はきわめて多様である。

　本節では、心身に不快な感情をもたらす要因をストレス、その体験が過ぎ去ったあとも記憶に残りなんらかの精神的変調をきたす状態を「心の傷」とみなす。その体験がことさら強い心的な衝撃をもたらして予後に深刻な精神的後遺症をもたらす体験をトラウマ、トラウマのより深刻かつ特殊なタイプをPTSDと定義する。トラウマに対する子どもの心身反応・症状として、主として、①身体症状、②感情の変化と自傷行為、③退行現象、があげられる。①身体症状

とは，手足の麻痺，頭痛，腹痛，夜尿，夜驚，吃音等の心身反応を引き起こす。加えて，過度の警戒心や易刺激性のために入眠や持続的睡眠が困難となり，結果として過覚醒状態に陥る。②感情の変化と自傷行為とは，恐怖，無力感等が慢性化したり，些細な刺激に対して過敏になり気分が変動しやすくなったりする。加えて，頭を壁にぶつけることやリストカット等の自傷行為もみられる。③退行現象とは，これまでできていた排泄がうまくできず遺糞や夜尿をしたり，赤ちゃん言葉になったり，ハイハイをしたり，過剰に甘えたりするようになる（American Psychiatric Association, 2000 高橋他訳 2004；Terr, 2003；金ら，2001）。

　こうした心身反応・症状は一般の子どもにも一過性にみられることがあるが，外傷的出来事を体験した子どもの場合，その程度が深刻かつ長期化する傾向がある。しかしその一方で，外傷的出来事を体験した子どもすべてに表出するわけではなく，子どもの自我機能（耐性）レベル，周囲のサポート態勢，信頼できる環境等によって症状に大きな差がみられる。実際，子どものさまざまな成長過程で，なんらかの心の傷に遭遇することは不可避であり，むしろ，その心の傷に対して，自己をゆがめることなく対処できるようになることが「成長」であり，そのことをサポートすることが大人（専門家）の役割ともいえよう。心の傷を避けて通れないとすれば，むしろその時こそ心の成長に資するような援助を行う必要がある。しかし，とくにトラウマやPTSDが成長を促すように変えるためには被害児（者）の身近に長期的に安心できる安全な居場所・人・サポート態勢があることや，自我の強さ等の好条件がそろっていることが不可欠である。

　今回の事例では，彼女は特段専門家の援助を受けてきたわけでもなく，中学校・高校・大学と性的虐待に対する目立った心身反応・症状を表出することなく社会適応してきた。それは，彼女の優れた自我機能，知的能力によって高度な防衛機制を働かせてきたことに加えて，高校時代からの唯一無二の女友だちが彼女を支えてきたからだと思われる。実際，大学生時代に複数の男性とつき合ったときも，自分をリードする積極的なタイプにひかれながらも，最後には別れ，結婚相手として「安全パイ（公務員で好きでも嫌いでもない，自分の言うことをきく人）」の男性を選択したときも，職員会議などで時々うずきだす

過去の体験の苦痛，怒り，無力感が生じたときも，「最小化」と「否認」と「抑圧」という防衛機制を働かせながら女友だちの助言や支えでしのいできた。彼女は半ば無意識のうちに安全・安心な女友だちやパートナーを見いだして心の平和を維持していた。それが，ふとしたことで長く封印していた性的虐待というパンドラの箱が開いてしまったとき，これまでの防衛機制や対処行動では対応不能と感じて専門家としての筆者に連絡してきたと思われる。

① 子どもの性的虐待サバイバー

子ども期に性的虐待を受けて生き抜いた成人を「子どもの性的虐待サバイバー」という。性的虐待に関する洋書や欧文文献を読むと，「victim」「survivor」という言葉がしばしば目に留まる。通常，前者は「被害者」，後者は「サバイバー（過酷な環境を生き抜いた人）」といわれる。また，「victim」は受け身的・依存的な意味合いのコンテクストのなかで使用され，「survivor」は能動的・自立的な含意の言葉として使い分けされる傾向がある。性的虐待サバイバーのカウンセリングによる癒しのプロセスとして，「victim」から「survivor」となり，さらにそのサバイバーアイデンティティ（survivor identity）を放棄して，サバイバーという役割を取らない人（person）になって初めて癒しのプロセスが完結するとされている。拙訳書『子どもの性的虐待サバイバー』（Draucker, 1992　北山・石井訳 1997）のp.231に，最後のカウンセリングでサバイバーがカウンセラーに話した以下の言葉がそのことを象徴している。

> スー：もちろん，その（性的）虐待のことは決して忘れることができません。でも，そのことが私の人生を支配することがなくなったのです。

上記のサバイバーも述べているとおり，子どもの性的虐待サバイバーにとって，最も大きな問題は「権力（パワー）」と「支配（コントロール）」の関係性である。担任という権力に蹂躙され支配されてきた彼女にとって，権力と支配の問題はきわめて深刻かつ繊細な課題である。それゆえ，カウンセリングでも支配—被支配（relational imbalance；関係性の不均衡）の構図をできるだけ排除する必要があることから，とくに注意しなければならないことは，筆者にとってではなく彼女にとって，筆者と彼女を取り巻く環境が安全で安心できるも

のであるか否かということである。少しでも何か引っかかる，気になる様子がみられたときには，筆者から「今，何か不安になっていますか，何か傷つけることを言いましたか」などとたずねるように心がけてきた（北山編，1994）。

　本事例の菜穂子さんのように性的虐待体験の後遺症を押し殺したまま何十年も表面的に普通の生活を送ってきた人が，初めて他者に援助を求めること自体彼女の強さの証左でもある。成人の性的虐待のサバイバーにとって，最初の課題は性的虐待体験の開示であることは言を俟たない。その後，体験の振り返り，抑圧された記憶を取りもどすこと，性的虐待に焦点を当てること，成人の視点からの再解釈，虐待責任の転換，自分の望む人生に変えること（現在の自分の問題に向き合うこと），という長い癒しのプロセスが控えている（Draucker, 1992　北山・石井訳 1997）。すなわち，カウンセリングを通して，クライエントの現在（いま・ここ）の自分を基盤に，過去の体験にもどり，虐待によって傷ついた内なる子ども（wounded inner child）を癒し，現在から将来に向かって新しい一歩を踏み出す。クライエントは今まで見過ごしてきたり否定して無力化された，傷ついた内なる子どもと対話し，その存在を認め受容するプロセスを経て癒しを獲得していく。その過程において，本事例のようにクライエントは，「両親，とくに母親は気づいていたに相違ない。でも，どうして問いただしてくれなかったのか，どうして救ってくれなかったのか」といった怒りや恨み，ルサンチマン等とどう向き合うかが大きな課題のひとつとなる。一方で，自責の念や自己批判的になるあまり，うつ病のような精神的障害を発症することも少なくない。

②　PTGと回復力・生き抜く力（Resilience）

　性的虐待は，その初発年齢が低ければ低いほど，外傷の程度が大きければ大きいほど，成長に大きなゆがみが生じる。また，再被害体験（re-victimization），準外傷体験（心的外傷体験といえるほど意識の深層に悪影響するほどでない体験）によって，さらに長期的に大きなゆがみが生じることがある。注意しなければならないことは，子どもの場合，感情を言語化することが難しいことから，子どもの外傷体験をつい過小評価する傾向があること，身近に信頼できる大人がいないときには大人以上に深刻な外傷体験になりやすいこと，外傷体験

直後は表面的に安定していても予後不良のことがあること，などである（金ら，2001）。

　一方で，前述のように，外傷的出来事を体験した子どもすべてにゆがみや心身反応・症状が表出するわけではない。信頼できる人やサポート環境等によってトラウマやPTSDに至らないことや，むしろ，その体験を通して人間的な成長が促進されることさえある。実際，子どもの成長過程でなんらかの心の傷を負うことは不可避である。なんらかの心の傷を負うことが避けて通れないとすれば，むしろそのときこそ心の成長に資するような援助のあり方や具体的な対処行動を学ばせたほうがより有意義である。心の傷，時にトラウマやPTSDでさえ「成長」の糧にできるとすれば，そうした体験に対処できるように，言い方を変えれば，子どもの成長につながるように対応することこそ大人の責務といえる。

　子ども期に性的虐待を受けた直後に親や親戚，教師や医師に相談することは，約40％で，残りは友だちに相談するか秘密にしているといわれている（北山，1996，2007）。その後の成長過程でも，精神科医，臨床心理士等の専門職ではなく，友だち等とくに専門的な訓練を受けていない人に相談している。それでも大きな癒しが得られている理由は以下のことによるといわれている（Segal, 1986　小此木訳　1987）。

1. 感情を言葉に言い表すことだけで癒される。すなわち，感情を言葉に言い表すことで同じ悩み・苦しみを持つ人を見出すことができるし自分の悩みを分かち合う，共有することで自分の悩み・苦しみが軽減される。
2. 自分が真似ることができるモデルを見出す。モデルとなる人を通して，将来どうなるか見通すことができるので，自分が直面している困難・逆境に耐えることができる。
3. コミュニケーションを通して，不信感，偏頭痛，無気力，不眠，過覚醒等の自分の心身反応・症状が決して不自然・異常なことではないことを知る。

　すなわち，外傷的体験等の困難・逆境に直面したときの，コミュニケーショ

ンの最大のメリットは，主体的に他の人と交流しようとすることによって，自分の現在の境遇を変えようとする，コントロールしようとする自らの意思を自覚することである。この個人的統御感こそ人生の困難・逆境を乗り越える最大の要因といえよう。その他に，1対1のカウンセリング，1対多のソーシャルサポート，多対多の相互扶助グループや自助グループに参加して，自分と同じ苦しい体験を共有することで，自分だけでなく他者をも助けることで，社会的な存在意義や誇りを見いだすことも要因としてあげられる（Segal, 1986 小此木訳 1987）。

加えて，個人的体験からいえば，最終的に人が癒しを得るのは，安全で安心できる場所で「ともにいる」「つながっている」「受容されている」ことを実感する時である。最近「ソーシャル・キャピタル（社会関係資本）」でもいわれている，身近な人々への信頼感が高い人はより健康である，ということにもつながる（Whitley, 2008）。

本事例の子どもの性的虐待サバイバー菜穂子さんが生き抜いてこられたのは，人を信頼する力を喪失しなかったこと，コミュニケーション能力が高かったこと，自身の社会的な存在意義や誇りを見失わなかったことなどによると思われる。PTGについても，外傷的体験を回避できるに越したことはないが，それが不可避であるとすれば，「成長」へと導くためには上述と同様に，人を信頼する力やコミュニケーション力，自尊感情が不可欠であろう。外傷体験の性状や外傷体験を受けた子どもの発達段階によって「成長」の程度も内容も異なるが，最後は子どもに内在する回復力（生き抜く力）を信じ，それをどのようにして自覚させ支えていくかが鍵となる。

おわりに

外傷的体験によるトラウマやPTSDは，子どもに深刻な精神的負担を強いる。前述のように，そのような状況下でも「成長」する子どもがいることは否定しないが，多くの子どもは予後に多様な心身反応・症状に直面せざるをえない。そうしたことを考慮すれば，治療を含めたなんらかの支援なしに「成長」を期待することはきわめて難しいといえよう。

平安と勇気

　神様，わたしにお与えください
　変えられないものを受け入れる平安を
　変えられるものを変える勇気を
　そしてその二つを見分ける賢さを

God, Grant me the serenity（平安の祈りより）

文　献

American Psychiatric Association（2000）. Diagnostic and statistical manual of mental disorder（4th ed. text rev.）. American Psychiatric Association.
　（アメリカ精神医学会　高橋三郎・大野　裕・染矢俊幸（訳）（2004）．DSM-Ⅳ-TR 精神疾患の診断・統計マニュアル（新訂版）　医学書院）

Drauker, C. B.（1992）. Counselling survivor of childhood sexual abuse. London: Sage.
　（ドラッカー，C. B.　北山秋雄・石井絵里子（訳）（1997）．子どもの性的虐待サバイバー　現代書館）

北山秋雄（編）（1994）．子どもの性的虐待　大修館書店

北山秋雄（1996）．子どもの性的虐待　小児科臨床, 49（7），359-366.

Terr, L. C.（1991）. Childhood traumas: An outline and overview. *American Journal of Psychiatry,* 148（1），10-20.

北山秋雄（2007）．性的虐待への理解と対応をもとめて　小児保健研究, 66（2），180-182.

厚生労働省精神・神経疾患研究委託費外傷ストレス関連障害の病態と治療ガイドラインに関する研究班（編集）（主任研究者：金吉晴）（2001）．心的トラウマの理解とケア　じほう

Segal, J.（1986）. Winning life's touchest battles. New York: McGraw Hill.
　（シーガル，J.　小此木啓吾（訳）（1987）．フォー・ユー　日本実業出版社）

Whitley, R.（2008）. Social capital and public health: Qualitative and ethnographic approaches. In I. Kawachi, S. V. Subramanian, D. Kim（Eds.）. Social capital and health. New York: Springer. pp. 95-115.

10 子ども・いのちの教育・PTG

竹内 幸江

(1) いのちの教育の目的と内容

　子どもを対象としたいのちの教育は，いのちの大切さを学び，子ども自身が自分の生を受け止めて，どのように生きていくかを考えることを目的としている。いのちの教育の必要性は，今さら説く必要もないほど明らかなものである。だが，少年による凶悪犯罪が起こるたびに，いのちの教育の必要性が説かれ，もっと浸透させなければならないというような声があがる。また近年では，多くの犠牲者が出る震災などの自然災害が多発し，ごく親しい人を亡くす経験をする子どもも少なくないこと，臓器移植法（臓器の移植に関する法律）が2009年に改正され，2010年より施行されたことにより，15歳未満の脳死臓器提供が可能となったことなどの影響で，子どもへのいのちの教育のあり方が問われている。

　現在，いのちの教育と称して実施されている内容を概観すると，いのちとはなにかを考えるもの，いのちの大切さを説くもの，人とのかかわりを考えるもの，生き方について考えるものの4つに大きく分けられる。

　いのちとはなにかを考えるものとしては，狭義の「生命とはなにか」も含まれる。たとえば，身体のしくみ，生命の誕生，病気，老い，死ぬことなどがテーマとしてあげられる。内容としては，人あるいは動物はどのように生まれ，どのように生きていくのかを考えるために，両親から話を聞いて自分の誕生を振り返るもの，性や生殖についての学習，動植物の飼育や観察などがある。そして，死ぬことはどういうことなのかという死の概念を取り入れた学習もある。

　いのちの大切さを説くものとしては，健康であること，自分自身を大切にす

ること，他者を傷つけないこと，死別した者の悲しみ，などがテーマとしてあげられる。内容としては，健康維持のために大切なことを学ぶ，重篤な病気の体験者や親しい人を亡くした体験を持つ人の話を聞く，などがある。

人とのかかわりを考えるものは，人は一人で生きている者ではなく，一人では生きていけないこと，他者との体験共有がテーマとしてあげられる。内容としては，友だちについてお互いに考える，高齢者や乳幼児との交流，自分を取り巻く人たちとの関係やつながりを考える，などがある。

生き方について考えるものには，内容として，ふだんの生活から非日常的な場面を想定して考える，高齢者の生きがいについて話を聞く，さまざまな体験をした人から話を聞く，などがある。

もちろん，これらは単独で行われることは少なく，「いのちとはなにかを考えて，いのちの大切さについて考える」というように，いくつかの要素を盛り込んで行われることが多い。また，病気や死別などさまざまな体験をした人の話を聞くことが，いのちとはなにか，いのちの大切さ，人とのかかわり，生き方すべてを考える方法にもなっている。

どのようなテーマ，内容にするかは，子どもの年齢や発達段階に合わせて考える必要がある。子どものレディネスが十分できていないままに，いのちの問題を投げかけることは，子どもたちを混乱させることになりかねないからである。いのちの教育の実施内容を調べた全国調査（近藤，2007）によると，小学校では動植物の飼育・栽培体験，動植物の観察体験などが多く，ついで人権と平和を考える学習，音楽・演劇などの創作体験などが多かった。中学校では，ボランティア活動，人権と平和を考える学習，生き方について考える学習が多くみられている。小学生では，認知レベルの発達段階が大きく違うので，当然学年によって内容は異なるが，中学生以降では，それほど学年による差はないと思われる。まず，小学生低学年レベルで動植物の飼育や観察を通して，いのちとはなにかということ，生命について学び，高学年になると死の概念も理解できるようになるので，生きること，いのちの大切さについて考え，中学生以降では人とのかかわりを通して，生きる意味や自己実現について考えることが一般的な流れだと思われる。

このように，いのちの教育ではさまざまな内容が実施されている。言い換え

れば，どのような題材でもいのちの教育になることが考えられ，日常生活を営むうえでのあらゆる場面が，いのちについて考える機会となりうるのである。筆者も以前，ある小学校から「今日は全校でいのちの教育を行いますので，参観に来てください」と誘われた。小学校1年生から6年生まですべてのクラスで，いのちの教育と題して授業を行っていた。しかし，その内容は，自分の名前の由来を発表するもの，自分の身の安全を守るためにすること，いのちに関連した本を読んでの感想文，生殖についてとバラエティに富んでいた。

　教育の内容はさまざまでも，いのちの教育のめざすところは，いのちの大切さを理解し，ありのままの自分を認め，受け入れて生きることである。そのためには，いろいろな体験や感情を共有することが大切であり，個々人の感想文で終わるのではなく，友だちや先生と話し合うこと，語り合うことができる教育方法が求められる。

　いのちの教育の実践者は，学校の教諭，養護教諭が多く，道徳や保健体育，理科，社会などの科目時間や，学級会活動などの時間を使って行われている。また，医師や看護師など医療関係者によって行われている場合もある。医療関係者が行う内容には，助産師による妊娠から出産までの胎児の成長プロセス，病気の子どもが退院し復学するにあたって，看護師がクラスメートに病気の子どもを理解してもらう目的で行うもの，臓器移植に関連した内容などがみられる。

(2) 子どもがいだく死のイメージ

　いのちの教育を語るうえで，死というテーマは避けられない。当然，今を生きるうえで，死についても理解を深める必要がある。

　子どもの死の認識の発達に関する研究は，わが国においても1980年代ごろから多く行われるようになってきた。これらの研究の多くは，死の認識にいくつかの下位属性を設定して調査・分析している。これら下位属性を死の概念として，その認識が成人と同じようになれば，おおむね死について理解していると考えるのである。この下位属性として多く用いられるのは，死ぬとすべての身体機能が停止すること（身体機能の停止，死の不動性），死んだ者は生き返らないこと（死の不可逆性，非可逆性），誰でもいつかは死ぬこと（死の普遍

性，不可避性），すべての物には生命があると考えるか（アニミズム），死の原因はなにか，死後のイメージなどがあるが，このうち最も多く用いられるのが，身体機能の停止，死の不可逆性，死の普遍性である。

　身体機能の停止については，4歳前後から理解しはじめ，6～8歳でほぼ理解が確立すると考えられている（岡田，1998；仲村，1994；杉本・宮崎，2004；竹中ら，2004）。しかし，9歳を過ぎると理解の後退がみられる傾向もある（仲村，1994；杉本・宮崎，2004）。死の不可逆性についても，4歳前後から理解しはじめ，6～8歳でほぼ理解が確立すると考えられている。だが，それ以降の年齢になると「生き返る」と考える子どもの割合が高くなり（岡田，1998；仲村，1994；竹中ら，2004；山岸・森川，1995），小学生より中学生のほうが生き返ると思っている割合が高いとの報告もある。年齢が高くなるにつれて，「霊や魂」「生まれ変わる」「天国へ行く」など想像的な死後のイメージを持つようになり（中村，1994；杉本，2001），それによりこのような理解の変化がみられると考えられる。したがって，「生き返る」と考える割合が高いからよくないことだとは一概にはいえない。死の普遍性については，6歳以降に確立されると考えられている（仲村，1994；山岸・森川，1995；佐藤・齋藤，1999；伊藤・高木，2004）。身体機能の停止や死の不可逆性と違い，理解の後退はあまり認められない。しかし，「人はいつかは死ぬが，自分や両親は死なない」というように自分自身や両親の死についての理解は，人間一般の死より理解が遅れるとしている（岡田，1998；小倉・森永，1987）。これらの結果を統合すると，おおよそ9歳で成人と同様の死の理解を示すと思われる。もちろん死の認識については，死別体験や病気体験などその子どもの体験や育った環境によって多少の違いは認められる。

　以前，筆者は「死ぬとはどういうことか」をテーマにして，小学校4年生を対象に授業を行ったことがあった。そのときに死について子どもたちと話し合ったが，死のイメージとして「こわい」「悲しい」「苦しい」など否定的なものとしてとらえる子どもが多かった。その他には，「この世にいなくなる」「誰とも会えなくなる」「家族と話ができなくなる」という人との別離を意味するイメージ，「天国へ行く」「知らない所へ行く」「もどってこない」という遠くの場所へ行くイメージが語られた。そして，自分たちが死ぬと両親がものすごく

悲しむとも考えていた。しかし，死は自分たちの身近なこととしてはまだ考えられないようであった。

(3) いのちの教育にみられる子どもの反応

いのちの教育を通して子どもたちにみられる反応をいくつかあげる。

① ペットや学校で飼育していた動物の死を題材にした場合

飼っていた動物が死ぬと，子どもたちはまずその死を悼み，悲しい体験をする。そのときの気持ちは，「かわいそうなことをした」「悲しかった」「いつかは死ぬんだから仕方がない」などと表現される。小鳥や金魚類，ハムスターのような小動物の場合は，たいてい土に埋めてお墓を作り，祈りを捧げるという行動をとる。そうすることで「天国に行ったんだよ」「お星さまになったんだね」と，かわいがっていたペットとの死別に区切りをつけようとする。もう二度と悲しい思いをしたくないから，「飼わないことにした」という子どももいれば，また新しいペットを買ってもらったという子どももいる。新しく飼育を始めた子どもは「今度はもっと大切に育てるんだ」「前のペットの分もかわいがってあげるんだ」と新たな決意を語ることが多い。悲しい体験から少しだけ成長する片鱗がみられる。

② 他者の経験を疑似体験する場合

重篤な病気を経験した人や近親者を亡くした人の体験談を聞いたり，手記を読んだりして，その人の気持ちを疑似体験する場合がある。話を聞くことで，あらためて健康であることの幸せを感じ，生きることの大切さを学び，「前向きに生きていこう」と感じたり，健康であるためにはどうしたらよいかを考えたりする。そして，人には苦難を乗り越える力があることを知る。人は，苦しみや悲しみを体験し，つらい状況でありながらも，その場で納得できそうな答えを見いだして，前に向かって歩くことを知るのである。

一方，病気や死別の話を聞いて，「病気になったらどうしよう」「大事な人が死んだらどうしよう」と，かえって不安や恐怖をいだく場合もある。

第2章　さまざまな場面での PTG

③　自分のよいところ，人のよいところを考える場合

　自分はだめだと考えるのではなく，自分でほめたいところを考える。また，友だちのよいところを指摘し，認め合うことで，「自分にはこんなにすごいところがあったんだ」「ほめてもらうとうれしい」「がんばろうという気持ちになれる」という感想が聞かれる。このように自分を肯定する，自尊感情を持つことで，他人の存在も尊重するようになると考えられる。よいところを指摘し合うには，クラス全体のもともとの雰囲気も影響してくる。たとえば，「となりに座っているお友だちのよいところはなにか，言ってみてください」と投げかけたときに，クラスのほとんどの子どもがすらすらと言う場合と，なかなか言葉が出てこない場合がある。こういう授業をきっかけに，クラス全体の雰囲気がよくなる場合もあるが，かえってぎこちなくなる場合もある。

(4) PTG を見すえたいのちの教育のあり方

　いのちの教育には，いのちの大切さを考えるだけでなく，自分が悲しい体験やつらい状況に立たされたときにどうするか，考えることも含まれる。いきなり自分が苦境に立たされる状況は想像しにくいので，そういう経験をした人の話を聞いて疑似体験をすることもひとつの方法である。その人たちの悲しい，つらい状況から乗り越えようとするプロセスを知ることで，自分がその立場になったらどうするか考えるのである。人がどうやって苦境を乗り越えてきたか，その経験を知っていることも，そういう状況になったとき，自分の考え方や行動に影響すると考えられる。

　いのちの教育で大切なのは，自分のことを「これでよい」「今のままでよい」と思えるようになること，つまり自尊感情が育まれるようにすることである（近藤，2007）。自尊感情があることで，苦難に立ち向かう気持ちもわいてきて，その後の成長にも大きく影響することが考えられる。いのちの教育では，体験や感情を共有し，子どもたち自身で考えることを大切にする。ただし，一人ひとりの思いは同じになるわけではない。正解というものがない自分なりの答え探しであるので，みんなが同じ思いにならなくともよい。人の考えを聞いて，そういう考え方もあるのかと気づく程度でも知識の幅は広がると思われる。ひ

いては，そのことが他者を尊重することにつながるのである。

　いのちの教育を受ける子どものなかには，まさに今，悲しみや苦しみを抱えている子どももいる。親を亡くした子ども，きょうだいを亡くした子ども，家族の誰かが病気で苦しんでいる子ども，その背景はさまざまである。そういう子どもたちは，いのちの教育に対して，時には反抗的な態度をとったり，反応を隠そうと黙ったりすることがある。そういう行動も，子どもなりの対処行動であることを理解し，その成長を見守りたいものである。

文　献

伊藤　博・高木慶子（2004）．子どもの「死の絶対性」認識の確立時期——四才から九才までの子どもに対する意識調査を中心として　上智人間学会人間学紀要, 34, 66-81.
近藤　卓（編著）（2003）．いのちの教育——はじめる・深める授業のてびき　実業之日本社
近藤　卓（編著）（2007）．いのちの教育の理論と実践　金子書房
仲村照子（1994）．子どもの死の概念　発達心理学研究, 5（1）, 61-71.
小倉　学・森永浩一朗（1987）．児童生徒の死別経験と死に対する態度について——「死の教育」のための基礎的調査の結果　学校保健研究, 29（6）, 281-288.
岡田洋子（1998）．子どもの死の概念　小児看護, 21（11）, 1445-1452.
佐藤比登美・齋藤小雪（1999）．現代の子どもの死の意識に関する研究　小児保健研究, 58（4）, 515-526.
杉本陽子（2001）．子どもの「死別体験」「死後観」「死のイメージ」——慢性疾患患児と健康児への面接調査による比較検討　日本小児看護学会誌, 10（2）, 22-30.
杉本陽子・宮崎つた子（2004）．慢性疾患患児と健康児の「死の概念」——「普遍性」「体の機能停止」「非可逆性」「死の原因」に対する認識　小児保健研究, 63（3）, 286-294.
竹中和子・藤田アヤ・尾前優子（2004）．幼児の死の概念　看護学統合研究, 5（2）, 24-30.
山岸明子・森川由美子（1995）．子供の死の概念の発達——認知発達による変化と大人の考え方への同化の観点から　順天堂医療短期大学紀要, 6, 66-75.

11 子どもの元気とSRG
(Stress Related Growth)

野井真吾

(1) "からだのおかしさ"への注目

　わが国では，高度経済成長期の真っ只中といえる1960年ごろから，子どものからだのネガティブな変化が心配されはじめた。ただ，当時の心配は，学校の教師による「今までは，遠足で全員最後まで歩き通せたのに，歩けない子が出てきた」というような訴えであり，一部の専門家による限られたものであったといえる。ところが，そのような心配は，その後も解消されることなく，ますます深刻化，多様化の一途をたどり，今では専門家でなくても子どものからだが「ちょっと気になる」「どこかおかしい」と実感するに至っている。つまり，わが国ではおよそ半世紀という長きにわたって，子どもの"からだのおかしさ"が実感され，その「元気」が心配されつづけてきたといえるのである。

　このようなことから，筆者が議長を務めるNGO団体「子どものからだと心・連絡会議」では，1960年を"子どものからだ元年"と位置づけて，"からだのおかしさ"の解明とそれを克服するための方途について議論を続けている。そしてその結果，便利で快適過ぎる生活環境のなかで子どものからだと心が育ちにくい状況がみえてきた。反面，かつての日本には，日本で育ってさえいれば，適度な生理的・精神的ストレッサーが子どものからだと心の発達刺激となって，それらを自然成長させて「元気」を育んでいた様子もみえてきた。

　そこで本節では，子どものからだと心・連絡会議が開催している「子どものからだと心・全国研究会議」での議論やその討議資料として毎年発行している『子どものからだと心白書』（子どものからだと心・連絡会議編，2011）に掲載されている子どものからだと心の現状を踏まえて，子どもの元気とSRG

(Stress Related Growth) について整理してみたい。

(2) 子どもの"からだのおかしさ"に関する"実感"

筆者らの研究グループでは，ほぼ5年に1度のペースで「子どものからだの調査」に従事し，子どもの"からだのおかしさ"に関する"実感"を全国的に把握することに努めている。通称，「実感調査」と呼ばれているこの調査では，「ちょっと気になる」「どこかおかしい」と多方面で報告されている子どものからだや生活に関する事象を可能な限り収集，列挙して，それぞれの事象に対する保育・教育現場の教師，とくに養護教諭の実感を調査している（阿部ら，2011）。

表2-5には，2010年に実施された実感調査の結果のなかから，「最近増えている」との回答率が高かった上位10項目の事象とその回答率を学校段階別に示した。この表が示すように，「アレルギー」と「すぐ『疲れた』という」については，すべての学校段階のワースト5内にランクされている。実は，このような結果は，1995年調査以降，一貫して示されつづけてきた傾向であり，これらの問題がこの15年間解決されていないばかりか，増えつづけている根強い問題であることを心配させる。

ただ，このような実感調査の結果は，単に"実感"を把握したに過ぎず，"事実"として子どものからだがそのような方向に変化しているか否かは，別の次元の問題である。そのため筆者らは，このような実感調査の結果を踏まえて，関連する既存のデータの確認や保育・教育現場での事実調査に努めてきた。たとえば，「アレルギー」については，日本学校保健会による『児童生徒の健康状態サーベイランス事業報告書』がその"事実"を確認するのに役立つ。それによると，いずれの年齢段階においても，約半数の子どもたちが医師からアレルギーと診断された経験を有している様子がわかる（日本学校保健会，2010）。つまり，「アレルギー」が最近増えているとの"実感"は，"事実"を的確にとらえていたともいえるのである。

他方，「すぐ『疲れた』という」については，自律神経機能や高次神経機能といった身体機能の発達不全と不調（野井，2006），さらには貧血傾向（岩井

第2章 さまざまな場面でのPTG

表2-5 "最近増えている"という実感・ワースト10（学校段階別）（阿部ら，2011）

	保育所 (n=90)		幼稚園 (n=105)		小学校 (n=329)		中学校 (n=210)		高等学校 (n=55)	
1.	皮膚がカサカサ	65.6	アレルギー	72.4	アレルギー	76.6	アレルギー	78.1	首、肩のこり	74.5
2.	すぐ「疲れた」という	63.3	すぐ「疲れた」という	65.7	授業中、じっとしていない	72.3	平熱36度未満	71.0	うつ的傾向	72.7
3.	保育中、じっとしていない	60.0	背中ぐにゃ	63.8	背中ぐにゃ	69.3	すぐ「疲れた」という	70.0	アレルギー	69.1
4.	背中ぐにゃ	60.0	ぜんそく	62.9	視力が低い	67.2	夜、眠れない	69.0	夜、眠れない	67.3
5.	アレルギー	60.0	自閉的傾向	61.9	すぐ「疲れた」という	63.5	不登校	68.1	すぐ「疲れた」という	65.5
6.	朝、起きられない	55.6	皮膚がカサカサ	61.0	絶えず何かをじっといている	62.6	腰痛	63.8	腰痛	65.5
7.	夜、眠れない	53.3	保育中、じっとしていない	58.1	平熱36度未満	60.2	腹痛・頭痛を訴える	62.9	症状説明できない	58.2
7.	ぜんそく	53.3	発音が気になる	53.3	症状説明できない	60.2	うつ的傾向	62.9	平熱36度未満	56.4
9.	体幹が硬い	47.8	床にすぐ寝転がる	50.5	転んで手が出ない	58.4	首、肩のこり	61.9	手足が冷たい	56.4
10.	奇声を発する	45.6	転んで手が出ない	46.7	夜、眠れない	57.4	自閉的傾向	61.9	自閉的傾向	54.5
10.	自閉的傾向	45.6								

注）表中の数値は%を示す。

ら，2012)がその一背景として心配されている。この点は，子どもの元気を考える際の鍵になる問題事象であると思えてならない。そこでここでは，自律神経機能と高次神経機能に注目して，それらの身体機能に関する"事実"のデータも紹介しておきたい。

(3) 子どもの自律神経機能（≒からだ）と 高次神経機能（≒心）に関する"事実"

周知のとおり，自律神経機能の変調は，全身の倦怠感，めまい，頭痛，腹痛などの諸症状を起こしやすくする。そのため，筆者らの研究室では，寒冷昇圧試験という少々ユニークな手法を用いて，子どもの自律神経機能の調査を実施している。この寒冷昇圧試験は，片手の指先を4℃の氷水に1分間浸して，そのときの血圧上昇の程度（昇圧反応）からそれぞれの子どもの自律神経機能の様子を観察しようというものである。

図2-4は，この手法による昇圧反応の加齢的推移を，各地で行われた調査別に示したものである。いずれの年齢においても，中国・昆明の子どもに比べて日本の子どものほうが，冷水刺激に対する昇圧反応が明らかに大きく，交感神経が過剰に反応している様子が示されている。一方で，小学生を対象とした別の検討では，昇圧反応が大きい子どものほうが小さい子どもよりも多くの疲労感を抱えていることが確認されているため（鹿野・野井，2008），日本の子どもたちは中国・昆明の子どもたちに比して，疲労をため込みやすい身体状況にあるといえよう。もちろん，このような差異は，気候や季節，あるいは気圧によっても生み出される。そのため，それらの影響も小さくないと予想できるが，あまりにも大きな差を目の当たりにして，筆者らも少々戸惑っている。

いずれにしても，日本の子どもの自律神経機能は憂慮すべき様相を呈しており，「すぐ『疲れた』という」子どもが最近増えていると実感されていることの"実体"のひとつは，自律神経機能の発達不全と不調にあると推測できるのである。

そうはいっても，生活に満足感や充実感があるときには「疲れ」を感じないともいわれる（西條・渡辺，1998）。たしかに，私たち大人も，やりがいのあ

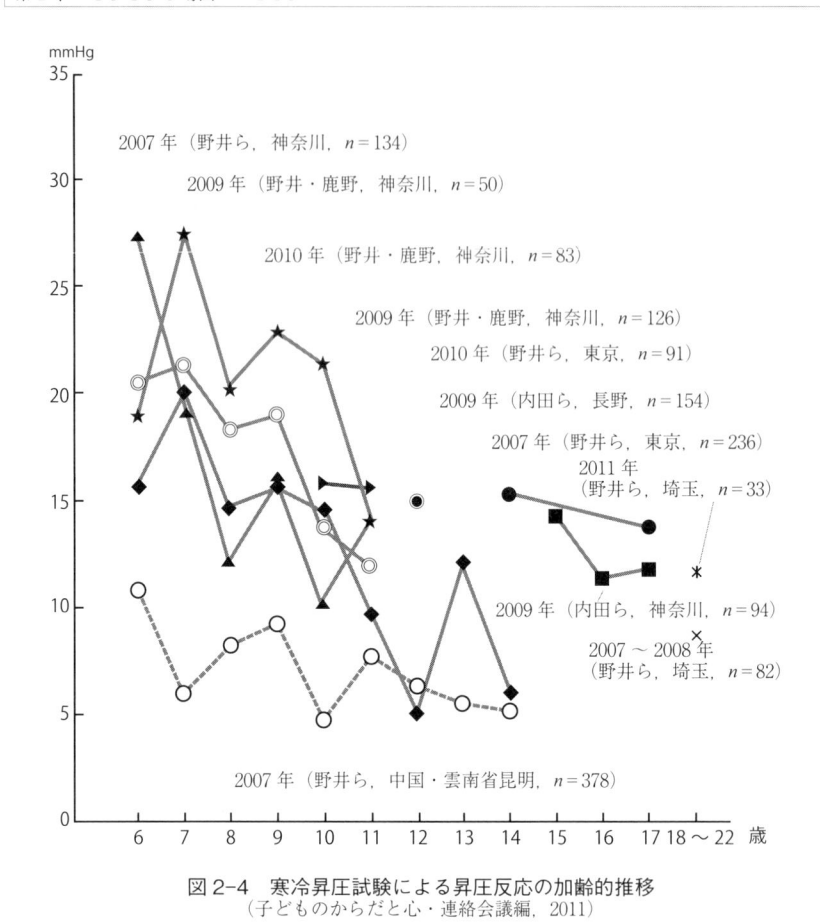

第2章 さまざまな場面でのPTG

```
mmHg
35
30  2007年（野井ら，神奈川，n=134）
    2009年（野井・鹿野，神奈川，n=50）
25  2010年（野井・鹿野，神奈川，n=83）
    2009年（野井・鹿野，神奈川，n=126）
20  2010年（野井ら，東京，n=91）
    2009年（内田ら，長野，n=154）
    2007年（野井ら，東京，n=236）
15    2011年（野井ら，埼玉，n=33）
10  2009年（内田ら，神奈川，n=94）
    2007〜2008年（野井ら，埼玉，n=82）
5
    2007年（野井ら，中国・雲南省昆明，n=378）
0   6  7  8  9 10 11 12 13 14 15 16 17 18〜22 歳
```

図2-4　寒冷昇圧試験による昇圧反応の加齢的推移
（子どものからだと心・連絡会議編，2011）

る仕事や趣味などに興じているときには，不思議なくらい疲れを感じない。また，前述した鹿野・野井（2008）の報告とは異なり，昇圧反応と疲労感との関係が中高生では認められないという事実も筆者らは確認している。したがって，「すぐ『疲れた』という」子どもが最近増えている背景には，満足感や充実感を味わうことができない生活を送っている子どもたちが増えている，との予想も成立する。そのため筆者らは，満足感や充実感といった感情，あるいはやる気や根性といった意志とともに，高次神経活動の一機能と考えられる認知機能に着目し，go/no-go実験という手法を用いて，子どもの高次神経機能，いわ

11 子どもの元気と SRG

ゆる「心」の実態把握にも努めている。ここでは，その調査結果のなかから，最も幼稚なタイプと考えられている不活発（そわそわ）型の出現率とその加齢的推移を図 2-5 に示した。

この図に示したように，1969 年調査の結果では，小学校に入学して間もない 6〜7 歳ごろになると，すでに 1〜2 割程度の子どもにしか観察されないのがこのタイプであった。ところが，男子ではその割合がしだいに増加し，2000

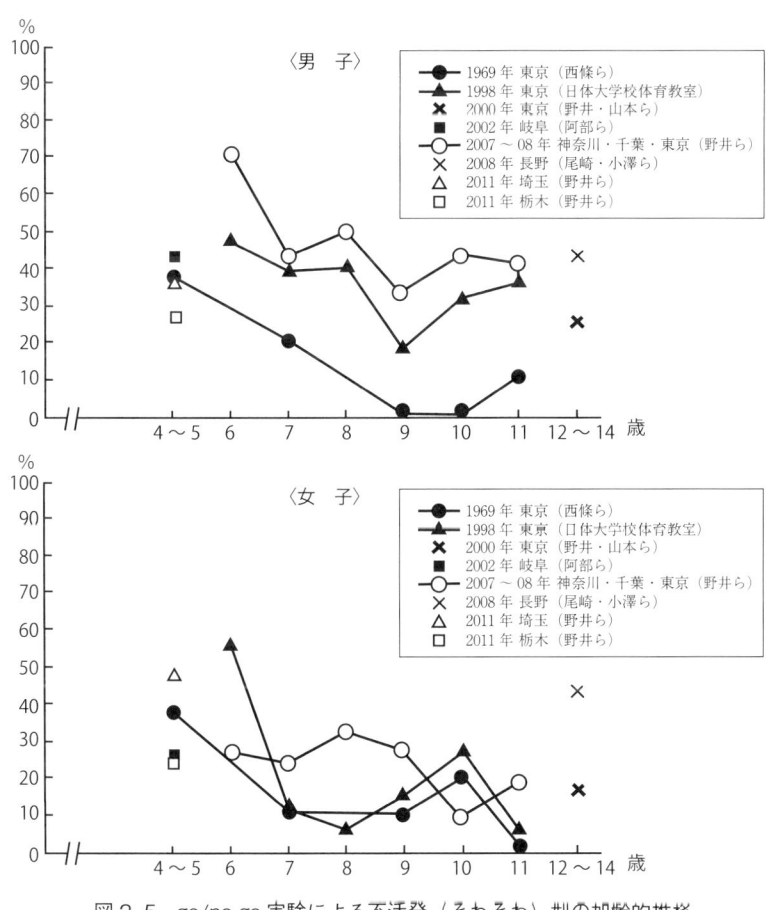

図 2-5　go/no-go 実験による不活発（そわそわ）型の加齢的推移
（子どものからだと心・連絡会議編，2011）

年代後半では7割前後にのぼり，半数近くの子どもたちが不活発（そわそわ）型のまま中学校に入学している様子をうかがうこともできる。

　このタイプの子どもたちは，大脳新皮質の"興奮"も"抑制"も十分に強くないために集中が持続せず，いつも"そわそわ""キョロキョロ"していて，落ち着きがないという特徴を有している。かつては，小学校に入学するころになると，そのような子どもはクラスの少数派であった。ところが現在では，多数派ともいえる状況である。これでは，1990年代以降話題になっている，いわゆる「学級崩壊」や「小1プロブレム」といった問題が起こるのもある程度うなずけるのではないだろうか。

　いずれにしても，日本の子どもの高次神経機能はかつての子どもとは異なる様相を呈しており，「すぐ『疲れた』という」子どもが最近増えていると実感されていることの"実体"のひとつは，高次神経機能の発達不全と不調にあると推測できるのである。

(4) まとめにかえて
——子どもの「元気」とSRG

　では，心配されている自律神経機能や高次神経機能の調子を整え，子どもの元気を育むにはどのような手立てが有効なのだろうか。もちろん，その答えは簡単ではないものの，ここでは，ヒントになりそうなデータを示す。

　図2-6は，30泊31日という長期キャンプに参加した小学生におけるキャンプ期間中およびその前後における唾液メラトニン濃度の推移を示したものである。この図が示すように，キャンプ中（前半，中盤，後半）はキャンプ事前と異なり，睡眠導入作用を有するメラトニンの分泌が夜の時間帯に増して，朝の時間帯に減少する様子を確認できる。すなわち，キャンプのような生活は近年心配されている子どもの睡眠リズムを整えてくれる，といえそうなのである。

　当然，生活習慣に関するこのようなプラス方向への変化は，他の身体機能にも好影響を及ぼす可能性を連想させる。現に，キャンプ前半は，日本で行われてきた近年の調査結果と大差がない値を示していた昇圧反応の平均値や不活発（そわそわ）型の出現率が，キャンプが進むにつれて中国・昆明やかつての子

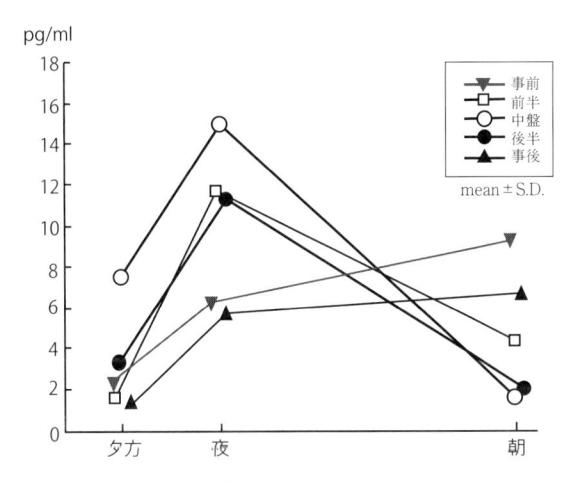

図2-6　長期キャンプ中およびその前後における唾液メラトニン濃度の経時的変化（野井ら，2009a）

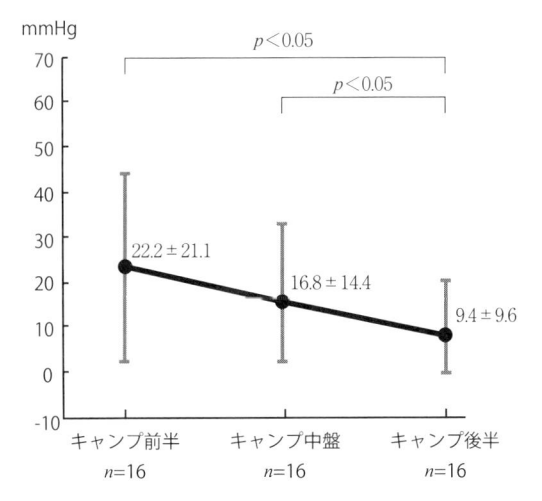

図2-7　長期キャンプ中における昇圧反応の変化（野井ら，2009b）

どもたちのそれらに近づいていく様子も確認されている（図2-7，2-8；野井ら，2009b）。このような事実は，長期キャンプのような生活が睡眠リズムだけでなく，自律神経機能や高次神経機能にも好影響を及ぼして，子どもの元気を回復してくれる可能性を秘めている，といえそうなのである。

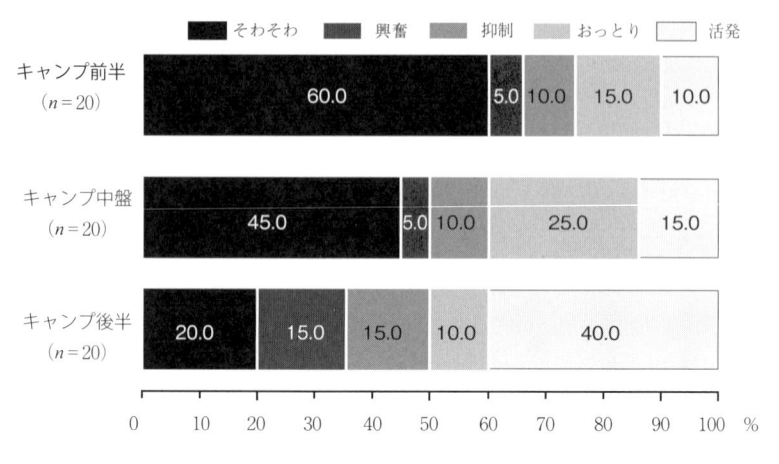

第2章　さまざまな場面でのPTG

| | そわそわ | 興奮 | 抑制 | おっとり | 活発 |

キャンプ前半 (n=20): 60.0 | 5.0 | 10.0 | 15.0 | 10.0
キャンプ中盤 (n=20): 45.0 | 5.0 | 10.0 | 25.0 | 15.0
キャンプ後半 (n=20): 20.0 | 15.0 | 15.0 | 10.0 | 40.0

図2-8　長期キャンプ中における高次神経活動の型の変化（野井ら，2009b）

　いうまでもなく，キャンプ生活では，エアコンも，テレビも，ゲームも，携帯電話もない。基本的には，食事を用意してくれる人も，洗濯をしてくれる人もいない。あるのは，生体リズムを整えるのに重要な"太陽の光"と"夜間の暗闇"，さらには，何をするにも仲間と力を合わせて自分で行動する，すなわち"からだを動かす"ことが要求されているという現実である。そればかりか，1か月という長期にわたるキャンプ生活では，ホームシックだけでなく，仲間とのトラブルも日常的である。
　このような生活は，現代の子どもたちにとって経験したことのない"非日常的"な生活環境といえるだろう。いや，便利で快適な現代生活にどっぷり浸かっている多くの日本人であれば，私たち大人も同じといえるのかもしれない。ただ，そのようなちょっと不便で，快適とはいえない"非日常的"な生活下では，"太陽の光""夜間の暗闇""身体活動"，さらには多様な"人間関係"等が適度な生理的・精神的ストレッサーとなって，それぞれの子どものからだと心を多様に刺激し，結果として「元気」を育んでくれるのである。
　以上のようなことから，適度なストレスは，子どもの「元気」を回復する必要条件といえよう。だからといって，ストレスや困難のなかで子どもの成長が保障されるとの理論が強調され過ぎて，いのちや健康を脅かすような取り組み

が肯定されてはならない。その危険性も肝に銘じて，子どものからだと心の育ちを保障し，子どもの「元気」のために，真に必要で，適度な生理的・精神的ストレッサーを用意することが，便利で快適な現代社会のなかでのきわめて重要な現代的実践課題といえよう。

文 献

阿部茂明・野井真吾・中島綾子・下里彩香・鹿野晶子・七戸 藍・正木健雄（2011）．子どもの"からだのおかしさ"に関する保育・教育現場の"実感"――「子どものからだの調査2010」の結果を基に　日本体育大学紀要，41（1），65-85.

岩井沙緒莉・鹿野晶子・野井真吾（2012）．中高生の貧血傾向の実態とその背景要因　日本発育発達学会第10回記念大会プログラム・抄録集，65.

子どものからだと心・連絡会議（編）（2011）．子どものからだと心白書2011　ブックハウス・エイチディ

日本学校保健会（2010）．平成20年度児童生徒の健康状態サーベイランス事業報告書（第2版）

野井真吾（2006）．子どものからだの現状からみた発達困難の今日的特徴と教育保健の課題　日本教育保健研究会年報，13，70-77.

野井真吾・鹿野晶子・鈴木綾子・下里彩香・土田 豊・山岸秀之・西宮 肇（2009a）．長期キャンプ（30泊31日）が子どものメラトニン代謝に及ぼす影響　発育発達研究，(41)，36-43.

野井真吾・鹿野晶子・鈴木綾子・下里彩香・小林幸次・金子 慧・土田 豊・﨑野隆一郎・山岸秀之・西宮 肇（2009b）．「ガキ大将の森キャンプ2008（30泊31日）」が子どもの前頭葉機能と自律神経機能に及ぼす影響　日本発育発達学会第7回大会抄録集，69.

西條修光・渡辺光洋（1998）．中学生の疲労感と生活の関連について　疲労と休養の科学，13（1），119-128.

鹿野晶子・野井真吾（2008）．冷水刺激による昇圧反応と疲労感との関連――小学生を対象として　日本発育発達学会第6回大会プログラム・抄録集，61.

鹿野晶子・野井真吾・小澤治夫・土田 豊・﨑野隆一郎（2011）．「ガキ大将の森キャンプ（30泊31日）」による子どもの高次神経活動・自律神経活動の変化――2008〜2010年の結果をもとに　日本発育発達学会第9回大会記録集，349-352.

12 思春期の成長関連要因とPTG

青木　亜里

(1) 思春期の子どもたちの健康課題

① 思春期危機とPTG

　近年，子どもたちの健康問題は多様化し，なかでも心の健康が注目されている。文部科学省は健康課題の一例として「ストレスによる心身の不調などメンタルヘルスに係る課題」を採り上げ，学校における取り組みの充実を求めている（文部科学省，2007）。また，「日本の子どもの自尊感情は学年を追うごとに低下する」（古荘，2009；近藤，2010）という研究結果や，「一般の小・中学生に抑うつ症状を持つ者が一定程度存在する」（傳田，2008）という調査報告から，心の健康問題が深刻化する様相がうかがえる。さらに子どもたちの対人関係から生じるいじめの問題については，「当該児童生徒が精神的苦痛を感じているもの」（文部科学省，2010）という新定義のもと，取り組みの徹底が図られているが，今なお，いじめを苦にした自殺事件が発生している。

　このように，現在わが国では，思春期の子どもであること自体が一定のストレスを抱えやすいハイリスク群であるといえよう。それをある種の「通過儀礼」とする見方もできるが，思春期の課題をきっかけに不登校や引きこもり，健康危険行動等，困難な状況に陥る場合も少なくない。

　思春期とは，子ども時代を脱却し自立した大人への一歩を踏み出すことを迫られる変革の時期である。生理学的な側面である第二次性徴の発現やホルモンの変動による心身の不安定さと，心理社会的な側面である対人関係の変化が，同時的に発生する。このような「子ども時代の喪失」を誰もが遭遇するトラウマのひとつと仮定すれば，その後に，思春期危機による健康阻害というPTSD

の様相に陥ることなく，大人としての自己の再構築と成長を達成しPTGの状態へ移行できるよう支援することが求められているといえよう。

② 思春期の健康度の測定
——思春期生活いきいき感（QOL）尺度（QOLAS）を用いて

筆者は，思春期の児童生徒の主観的健康感を測定する指標として，QOL（Quality of Life；生活の質）に注目し，QOLAS（Scales of Quality of Life for Adolescent Students；思春期生活いきいき感（QOL）尺度）を作成し（図2-9），思春期の小・中学生におけるQOLの学年や性別ごとの特徴を検討した（青木，2011）。その結果，QOLは年齢を追って低下することが示された。

筆者はさらに，この尺度を用いて，思春期の子どもたちの健康度に影響を与える要因として，①小学校から中学校への環境移行（いわゆる「中1ギャップ」），②第二次性徴の発現，の2つの影響について検討した。これによって，子どもたちのQOLがどのような影響を受けるのかを把握し，適切な予防介入

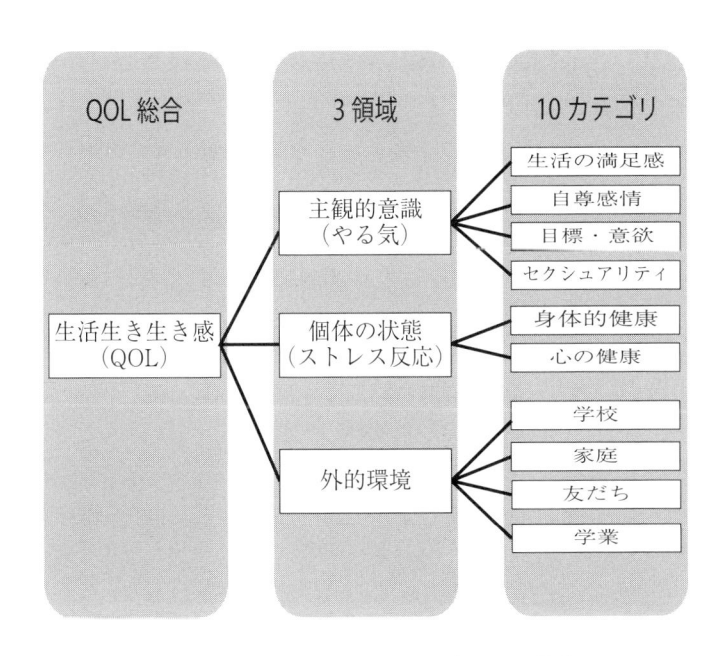

図2-9　思春期生活いきいき感尺度（QOLAS）の概念構成（青木，2011）

の一助としたいと考えた。

次項からは，その研究成果の一部を紹介する。

(2) 小中移行期における生活いきいき感（QOL）の短期縦断研究
―「中1ギャップ」は存在するのか

① 「中1ギャップ」の定義の曖昧さ

近年，小学校6年から中学校1年にかけて不登校者数が3倍に増加する現象が「中1ギャップ」と呼ばれ，注目されている。「中1ギャップ」という言葉が使われはじめたのは2007年ごろだが，それ以前にも小中移行期は，思春期の心身発達と環境変化が重なる重要な時期として研究されてきた。数々の研究報告があるものの，測定する方法や側面により，異なる結果が報告されている。心理学の分野では「中1ギャップ」という言葉の定義もいまだ明確になっておらず，どの事象の出現を「中1ギャップ」とするかは研究者ごとに判断が異なっているのが現状である。

青木（2011）では，このような限界性があることを踏まえながらも，思春期の子どもたちをよりよく理解し支援する資料を得るために，「生活いきいき感（QOL）」という視点から，心の変化をとらえようと試みた。2010年4月に進学・進級した，ある同一中学校区の新小学校6年生（新小6），新中学校1年生（新中1），新中学校2年生（新中2）の約800名を対象に，移行期をはさんだ3回の縦断的調査を行い（表2-6），小中移行に伴いQOLは上昇または低下するのか，変化は移行と同時に短期的に現れるのか，QOLのなかでも側面に

表2-6 短期縦断研究の概要

時期 対象集団	2010年3月 （移行前）	6月 （移行後1）	10月 （移行後2）
新小6	小5の三学期	小6の一学期	小6の二学期
新中1	小6の三学期	中1の一学期	中2の二学期
新中2	中1の三学期	中2の一学期	中2の二学期

よって異なる変化があるのか，等について検討した。

② 小中移行期のQOLの傾向と「中1ギャップ」

図2-10は，移行前に行った調査の横断的特徴をレーダーチャートで表したものである。学年が上がるほどラインが内側に入り，得点が低くなっている。また，下位尺度によって得点の水準が大きく異なり，「生活の満足感」「目標・意欲」「家庭」「友だち」は4点前後と高い水準で，「自尊感情」「心の健康」は3点未満と低い水準になっていた。これらは対象集団の子どもたちの特徴を表していると考えられる。つまり，大部分の子どもは家庭や友だち関係などの生活に満足し意欲的に生活してはいるが，内面では自尊感情やメンタルヘルスに問題を抱えている，という実態である。

続いて時期と学年を要因とする分散分析を行い，もし移行前後で短期的な影響——いわゆる「中1ギャップ」があるとすれば，新中1の得点は他の学年とは異なる推移を示し，交互作用が有意に現れると考えた。

新小6，新中1，新中2の各学年におけるQOL総合得点の推移を図2-11に示した。ほぼ平行に右下がりになっており，交互作用は有意ではなかった。時期による得点低下が有意であり，移行前，移行後1，移行後2としだいに下が

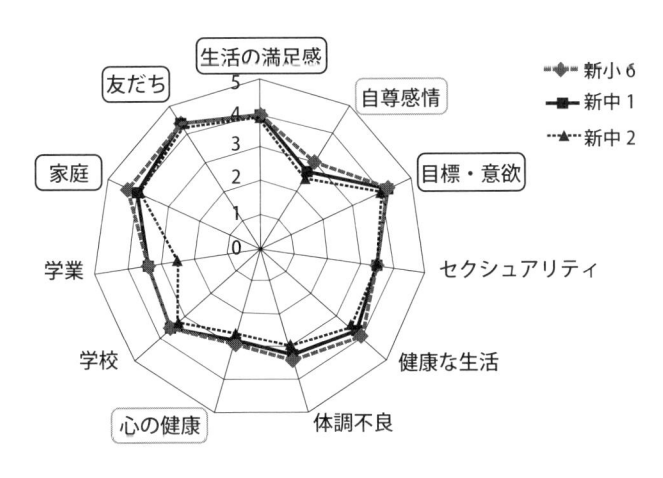

図2-10 「移行前」調査の横断的特徴

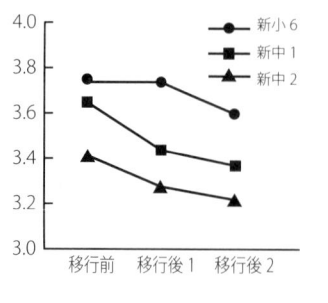

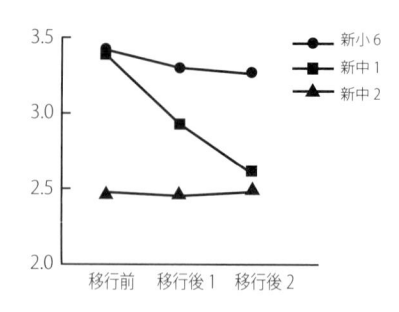

図2-11　QOL総合の得点推移　　図2-12　学業の得点推移

っていた。学年差も顕著で、上位学年ほど低得点であった。

　また、下位尺度において、交互作用が有意だったのは「学業」だけであった（図2-12）。「学業」では、新小6は高得点でほぼ横ばい、新中2は低得点でほぼ横ばいで、新中1だけが得点が下がっており、まさに、「中1ギャップ」と呼ぶべき変化がみられた。しかし、裏返していえば、「学業」以外ではそのような変化はみられなかった。

　このように、小中移行期のQOLにおいて、中学校進学後に短期的にギャップが現れたのは「学業」面のみであった。それ以外の側面では全体的に、時期と学年を追って徐々に得点が下がっていた。つまり、「学業」以外のQOLの低下は、中学校への移行が直接的なきっかけというよりは、年齢発達による影響で起こっているものと推測される。

③　学級要因が個々の子どもたちのQOLに与える影響

　表2-7は、同一学年内の学級差の有無を確かめるために分散分析を行った結果である。

　新小6のすべてと新中1の移行前では学級差がみられた。つまり、その学年集団が小学生である場合には学級差が存在した。しかし、新中1は移行後には学級差が消失し、新中2とともに学級差は存在しなかった。また、差が現れた小学生では一学期の学級差は小さく、二学期と三学期の学級差は大きかった。

　このように、学級要因は小学校では児童のQOLに影響を与えており、とくに二学期と三学期に顕著であることがわかった。一方、中学校では学級要因は

表 2-7　学級差の有無

対象集団＼時期	2010年3月 (移行前)	→ 6月 (移行後1)	10月 (移行後2:)
新小6	小5の三学期 ○	小6の一学期 △	小6の二学期 ○
新中1	小6の三学期 ○	中1の一学期 ×	中2の二学期 ×
新中2	中1の三学期 ×	中2の一学期 ×	中2の二学期 ×

学級差あり　○　　少々あり　△　　なし　×

生徒のQOLにほとんど影響を与えていない。つまり，個々の生徒にとってはどんな学級に所属しているかよりも，他の要因がQOLを左右していると推測される。

　このことは，小学校と中学校のシステムが個人に与える影響度の相違の表れであり，これ自体を「中1ギャップ」のひとつととらえることもできよう。だがここで，両者の優劣に目を向けることは無意味である。小学校の学級集団に負の影響を受けていた児童には，小中移行がリセットの好機になるであろうし，小学校の学級システムの恩恵を受けていた児童は，小中移行によりサポートを失うことになるであろう。

　「中1ギャップ」という段差でつまずくことを防ぐ努力は必要だが，他方，このギャップが完全になくなった状態が，必ずしもすべての子どもに望ましいとはいい切れないことも推察される。移行期に顕在化する問題を「つまずき」ではなく，それまでの発達過程で達成しきれていない課題を示すサインであるととらえれば，ギャップを，軌道修正と対策を図るチャンスとして活かすことも可能となるだろう。人生のなかに，本人の意思や選択と関係なく設定された段差が存在することの意義的な側面も，無視できないと考える。

④　まとめ
　青木（2011）でとらえられた「中1ギャップ」像についてまとめると，
① 直接的な段差としては，「学業」面でのギャップが存在していた。学業

は，学校生活における主たる課題である。中学校への移行とともに「勉強がわからない」「成績が不満」と思う子どもが急増することが，不登校者数増加等の不適応状態のひとつの誘因になっている可能性は高く，学業面でのギャップを解消する対策が重要かつ有効であると考える。
② 時期と年齢を追っての「生活いきいき感（QOL）」全般の低下がみられた。これは，中学校への移行が直接の要因ではなく，成長発達に伴う思春期の特徴と考えられるが，時期的に小中移行期とオーバーラップするため，これも広義の「中1ギャップ」としてとらえられる可能性も考えられる。
③ 小学校と中学校では学級要因の影響度の差がみられた。これは学校システムの違いの表れであり，適切な支援のあり方もそれぞれ異なると考えられる。

(3) 第二次性徴の発現と生活いきいき感（QOL）の関連性

① 第二次性徴の発現がもたらす影響の男女差

第二次性徴と心の健康について，上長は「二次性徴の発現によって，女子は抑うつ感を増すが，男子では抑うつ感には関連性がない」（上長，2007a）と指摘し，さらに「男子は第二次性徴が遅い者ほど抑うつ感が高いのに対し，女子では逆に第二次性徴が早い者ほど抑うつ感を高める」（上長，2007b）ことにも言及している。他方，「思春期の女子は体型の否定感から自尊感情が低下する」（池田，2006）という研究結果もみられ，第二次性徴が子どもたちの心の健康に及ぼす影響は，男子と女子ではその度合いだけでなく影響の仕方までもが異なっていると推測できる。

筆者は，第二次性徴要因と心の健康の関連性を「生活いきいき感（QOL）」の視点からとらえ，子どもたちの危機の早期発見や予防的介入に役立てたいと考え，2010年に小学校5年生～中学校3年生の1,169名を対象とした調査を行った。

② 第二次性徴関連要因がQOLに及ぼす影響

「第二次性徴の発現度」「第二次性徴の発現に対する受容感」「第二次性徴の

発現タイミングの主観的認知」「自己身体肯定感」の4つがQOLに及ぼす影響を男女別に分散分析及び相関係数の算出により検討した。

・第二次性徴の発現の影響

第二次性徴の発現を経験することは，男子では「学業」や「ストレス反応」に弱い負の関連性があったものの，QOLに有意な影響は及ぼしていなかった。一方，女子では，QOL全体と「ストレス反応」領域に強く負の影響を与えていた。

つまり，思春期の女子にとっては第二次性徴の発現を経験すること自体がQOLを低下させ，心の健康を阻害する要因となりやすいことが示された。

・第二次性徴に対する受容感の影響

男子では，「やる気」と「外的環境」の領域で，第二次性徴に受容感を持つ者ほど得点が高かったが，「ストレス反応」の領域では関連性はみられなかった。それに対して女子では，すべての領域で関連性がみられ，受容感が高いほどQOLが高くなっていた。

このように，男女ともに，第二次性徴に対する受容感がQOLにプラスの影響を与えるが，心身の不調にまで影響を受けるのは女子に限られた現象といえる。

・第二次性徴の発現タイミングの主観的認知の影響

男子と女子では対照的な結果となった（図2-13）。男子では，自分の成長は「人より早い」か「人並み」と思っている者のほうが，「人より遅い」と思っている者よりQOLが高く，女子では，自分の成長は「人より遅い」か「人並み」と思っている者のほうが，「人より早い」と思っている者よりQOLが高かった。つまり，自分の第二次性徴の発現について，男子では「遅い」，女子では「早い」と認知している者ほど，QOLに負の影響を受けやすいことがわかる。これは上長（2007b）の指摘とも一致する。

さらに，QOLのどの領域に負の影響を与えるのかも，男女で異なっていた。「ストレス反応」への影響は女子のみに，「主観的意識（やる気）」への影響は

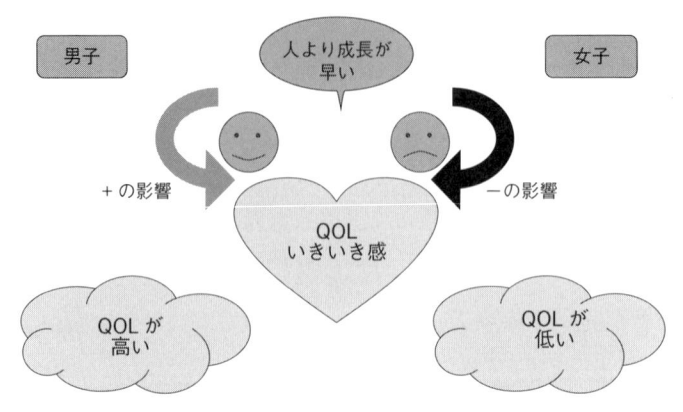

図2-13 自己の成長タイミングの認知とQOL

男子のみにみられた。男女ともに負の影響が認められたのは，「生活の満足感」「家庭」「友だち」の側面であった。

・自己身体肯定感の影響

図2-14および図2-15は，第二次性徴の発現度と自己身体肯定感の学年ごとの推移を示したものである。第二次性徴の発現度はどの学年でも女子が男子より高く，学年を追って高くなっている。それに対して自己身体肯定感は，どの学年でも男子が女子を上回り，学年を追うごとに低下傾向であった。さらに，男女ともに，QOLの全領域にわたって，自己身体肯定感が高い者ほどQOLが高いという強い関連性が明らかになった。

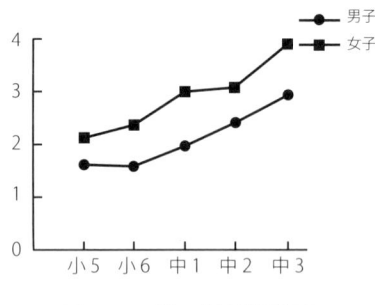

図2-14 第二次性徴発現度

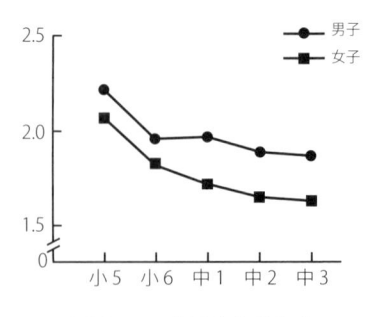

図2-15 自己身体肯定感

これは，身体像や身体満足感についての先行研究でも示されたように，自己身体肯定感が思春期の子どもたちの心の健康に強く影響を及ぼすことを表している。「やる気」や「ストレス反応」の領域にとどまらず「外的環境」に至るまで，まさに生活全般にわたるいきいき感（QOL）に影響を与えているのである。

③ まとめ

このように，思春期のQOLは第二次性徴の発現に関する要因の影響を受けて変化し，性差が大きいことが確かめられた。とりわけ女子にとっては，第二次性徴の発現そのものや，人より発現タイミングが「早い」と認知することがQOLの悪化要因になっており，負の影響を受けやすい時期であることが明らかになった。一方，男子においても，第二次性徴への拒否感や，発現タイミングが「遅い」という認知，自己の身体への否定感等はQOLの低下に結びつく要因となっていた。

以上のことから，思春期の子どもにかかわる者は，上述のようなケース（第二次性徴を迎えたすべての女子，早期の第二次性徴を経験する女子，第二次性徴が遅い男子等）がメンタルヘルスに問題を抱えやすいハイリスク群であることを理解し，予防的介入を図ることが求められるといえよう。

(4) 思春期という「トラウマ」を超えて

本節では，思春期の子どもたちが経験する変化のうち，小中移行と第二次性徴の2つの出来事が心の健康に与える影響について，調査結果をもとに論じてきた。いずれの調査からも，この不可避的な出来事が彼らのQOLを低下させ，心の健康を阻害するリスクをはらんでいることが示された。短期縦断研究では，時期と年齢を追ってQOLが右下がりに低下しており，思春期という時代を生きる彼らの困難さが鮮烈に描かれていた。思春期のただ中にいる彼らにとっては，その時期を生きていること自体がトラウマティックな体験といえるのかもしれない。

とくに思春期の女子のメンタルヘルスの闇は非常に深刻なものであると痛感

した。古来より月経の発来は「穢れ」とされ，第二次性徴を迎えた女性に不自由を強いてきた文化的背景があったが，男女平等が謳われて久しい今日においても，第二次性徴という誰もが当たり前に経験する発達過程そのものが，女子にとってはQOLを低下させる傷つき体験となっているのである。この現象が世界共通のものなのか日本の女子だけのものかは考察する材料がないが，身体像や身体満足感と摂食障害の関連性は経済発展を遂げた社会で散見される研究課題であり，文化的背景との関連性が示唆されている。さらに，インターネットや携帯電話等の普及により，思春期の女子が成人男性の性的ターゲットとされる機会がますます多くなっているわが国の社会問題を顧みると，現在の日本の少女にとって，第二次性徴を迎え自分自身が性的存在に変化することで，副次的に抱えざるをえないものの重さにも，思いを馳せずにいられない。

　ところで，筆者を含めてすでに大人の側に立ってしまった者は，とかく「思春期の疾風怒涛の先にこそ真の成長があるのだ」と彼らを激励したくなる場合もあるのではないか。しかし，その言葉は慎重に熟慮したうえで発するべきであろう。思春期一般論と，彼ら一人ひとりが個別に経験している出来事は，当然違う。「今」という時代性，「ここ」という地域性，各々の個性……。だから，彼らが今抱えている困難が乗り越えられる性質のものなのかどうかは，容易に判別できない。成長―PTGではなく，ストレス障害―PTSDに移行せざるをえない局面かもしれないのである。

　青木（2011）の調査の結果は，思春期のメンタルヘルスの課題の多さを浮き彫りにしたが，明るい兆しもみられたことに着目しておきたい。それは，大多数の子どもが，「生活の満足感」「目標・意欲」「家庭」「友だち」については，「満足」と回答していた点である。彼らは困難な思春期を経験しながらも，家族や友だちに支えられ，意欲的に楽しく生活することができているのである。しかしながら，ではなぜ，家庭や友だちに恵まれ夢や希望を持っている子どもでありながら自尊感情や心の健康は低得点なのか，これらを低めている要因は何なのか。この疑問への答えは今回の調査からは導き出せておらず，今後の研究の重要な課題といえる。

　また，さらに逆の角度から眺めれば，「生活の満足感」「目標・意欲」「家庭」「友だち」に不全感をいだいている少数派の子どもたちのやるせなさや孤立感

は，ことさら深刻なものであろうことが推察される。大多数が楽観できる状態であるときこそ，少数派への救済の手立ての必要性が高いともいえよう。

このように，思春期の子どもたちの心の健康について考えるとき，成長促進的側面と健康阻害リスクは表裏一体であり，目の前の事象には常に両者が混在しているという視点が必要であると考える。

文献

青木亜里（2011）．思春期の児童生徒を対象とした生活いきいき感（QOL）尺度の作成と小中移行期の検討　学校健康相談研究, 7（2), 2-12.

傳田健三（2008）．小・中学生にうつ病はどれくらい存在するのか？（特集　子どものメンタルヘルス―子どものメンタルヘルスの現状）　児童心理, 62（9), 12-22.

古荘純一（2009）．日本の子どもの自尊感情はなぜ低いのか――児童精神科医の現場報告　光文社

池田かよ子（2006）．思春期女子のやせ志向と自尊感情との関連　思春期学, 24（3), 473-482.

上長 然（2007a）．思春期の身体発育と抑うつ傾向との関連　教育心理学研究, 55, 21-33.

上長 然（2007b）．思春期の身体発育のタイミングと抑うつ傾向　教育心理学研究, 55, 370-381.

近藤 卓（2010）．自尊感情と共有体験の心理学――理論・測定・実践　金子書房

文部科学省（2007）．「子どもの心身の健康を守り，安全・安心を確保するために学校全体としての取組を進めるための方策について」（諮問）2007年3月29日
　〈http://www.mext.go.jp/b_menu/shingi/chukyo/chukyo0/toushin/07051511.htm〉
（2009年7月3日）

文部科学省（2010）．「いじめの実態把握およびいじめ問題への取組の徹底について（通知）」2010年11月9日
　〈http://www.mext.go.jp/a_menu/shotou/seitoshidou/04121502/1299428.htm〉（2011年3月8日）

13 高校生の事例からみる PTG

弓田千春

(1) スクールカウンセラーとしてのかかわりから

① つらい体験からの回復と成長

　おおよそ高校を卒業するくらいまで，子どもたちにとっての日常生活は，学校生活と家庭生活の2つが中核となって構成されている。彼らはその中で楽しいことも苦しいことも経験するが，自分だけでは抱えきれない悩みに苦しむことがある。それは彼らの日常の世界を揺るがす"死ぬほどつらい"ものであり，"どうでもいい"と無気力になる原因でもあろう。

　不登校という問題がある。小中学校における不登校件数は13万人を超え，この不登校のきっかけは，学校生活に係る状況が35.7％，家庭に係る状況が20.5％，本人に係る状況が74.2％であるとされている（文部科学省，2011）。そしてさらに，高等学校における不登校件数も5万人を超えており（文部科学省，2011），そのうち不登校状態が継続している者が約2万人いるとされている。

　しかし，子どもたちはそういったつらい体験から回復していく。筆者はスクールカウンセラーという立場で，彼ら高校生たちがそのつらい体験に直面した直後から回復していくまでの過程にかかわってきた。彼らが，当初は悩み苦しみ，どこか頼りない感じを漂わせていたものが，回復に至るとそれまでより頼もしい存在となって，精神的に大きく成長していくような感じを受けていた。しかし，その精神的な成長を実感させる者と，そうでない者とがおり，この成長度をどのようにとらえるべきなのかと考えあぐねていた。

② 震災の体験と成長

2011年3月11日,東日本大震災が発生し,その直後からPTSDが大きな問題として注目された。筆者も高校での勤務中に被災し,帰宅できなくなった生徒たちとともに学校で一晩過ごした。当初はPTSDの心配をしたが,かえってこの震災での体験によって,それを「乗り越えられた自分に自信が持てた」という発言をいくつか耳にした。こうした出来事に遭遇したのち,PTGという概念があることを知り,まさにストレス後の心の成長(Growth)に触れたのだと感じた。

このPTGについて宅(2010)は,PTGの生起には「必ずしもDSM-ⅣのPTSDの診断基準Aで定義されている外傷に限定されず,(中略)むしろ,客観的にどのような内容の出来事が体験されたかというよりは,主観として,その衝撃の強さがどのように体験されたかに重点が置かれていることが特徴である」という。さらに,PTGプロセスとして,「出来事の直後はネガティブな認知プロセスが有意で,(中略)起きた出来事を常に考え続けたり,出来事に関連するすべてを回避したりするなどして,様々な心理,身体的症状が強く出ることが多い。PTGモデルでは,この侵入的思考が,遅かれ早かれ,意図的思考へとその性質を変えることを仮定している。意図的思考とは,前向きで建設的な認知プロセスであり,起きた出来事を肯定的に意味づけしようとしたり,そこから何か得るものがあるのではないかと考えたりすることを含む」としている。

ここで示されているような「主観的で衝撃的な出来事」→「侵入思考(ネガティブ思考)」→「意図的思考(ポジティブ思考)」といったPTGモデルで,これまでの生徒とのかかわりのなかで感じていた成長の過程をとらえ,これまでF高校で行ってきたニーズ調査のインタビューや相談面接のなかから,いくつかのエピソードを取り上げ,生徒たちの変化をPTGの例としてみたい。また,震災後,他者からの客観的な評価としてPTGが発生していると考えられる生徒に対して新たにインタビューを実施した。それらの内容をPTGモデルと照らし合わせ,考察を加えながら紹介したい。

(2) オープンルームの利用とPTG

① オープンルームの機能

筆者は約5年間，F高校（通信制・単位制）にスクールカウンセラーとして勤務している。このF高校には，通称「オープンルーム」と呼ばれる部屋があり，ここに，学習スペースと相談室がある。スクールカウンセラーはこのオープンルームをメインの活動の場としており，だいたい，週2日程度オープンルームに在室し，スクーリング時の学習補助や相談業務にあたっている。このオープンルームは学校開校日には開室し，教員が必ず一人当番制で在室している。また，相談室として臨床心理士，精神科医がメインで相談業務を行う完全予約制の面接日が1～2か月に数日設定されており，在籍している生徒とその保護者なら予約できるようになっている。

このF高校のオープンルームは，スクールカウンセリングで多用されている「オープンルーム機能」を存分に発揮した形であるともいえる。

スクールカウンセリングにおける「オープンルーム機能」とは，瀬戸（2005）によれば，「問題解決機能」と「解放機能」の2つに大別される。「問題解決機能」とは，相談相手としてのスクールカウンセラーの利用と日常をよりよく送るための方法を知ることを目的とした利用で，これらは日常とは切り離された専門家への相談を目的とした利用である。「解放機能」とは，人間関係を構築することを目的としていたり，学校や日常の決まり事からの一時的な解放を目的としていたりする。

F高校では，そうした「問題解決機能」と「解放機能」に加え，「制限機能」がみられた。それは，「問題解決機能」にあるような専門家への相談だけでなく，「解放機能」のように日常の「制限」からの一時的な解放を求めるものとは逆の機能であった。つまり，日常の「自由」から，学校という小社会の「制限」の中に徐々にもどり，そして最終的には社会という「制限」の中に旅立っていくという過程を試行錯誤する場としての機能であり，また，学校という「制限の中にいる」という安心感を得る場所でもあった。この「制限機能」は，通信制単位制高校というF高校の特色を反映したものであるとも考えられるが，社会適応をめざす生徒が抱えている共通の問題であるとも考えられるため，

全日制高校におけるカウンセリングルームにおいてもあてはまる機能ではないかと筆者は考えている。

　こうしたF高校のオープンルームを利用している生徒たちに対して行った，オープンルームのニーズ調査を目的にしたインタビュー調査の結果からも「問題解決機能」，「解放機能」に加え，さらに「制限機能」といった働きをF高校のオープンルームが持っていることは明らかになっている（弓田，2011）。

　このような機能を持つF高校のオープンルームを利用している生徒たちにはそれぞれ，単位制高校，通信制高校を選択した経緯がある。その経緯として多いのは不登校である。オープンルームの利用者は，そうした経緯だけでなく，現在各々が抱えているものがあるということを互いに認識しているようで，その影響からか自助グループ的な働きがあり，彼らが自身の体験や経験，そして自分の抱えている問題や悩みなどといった個人の深い内容についても，話しはじめるということが，しばしば起こる。

　こうした語りは，学習室といった開かれた場での生徒同士のやりとりのなかで何気なく始まる場合もあるし，カウンセリングのように時間と場を限定したなかで行われるものもある。さらに，語られる内容としては，PTGモデルの一連の流れにあてはまるものがすべて語られ，「自らの過去の出来事とそこからの経験」として語られるものもあるし，「現在の悩み」として語られるものもあった。

② 事例1　生徒G

　Gは1・2年次にオープンルームを利用していた。

　当初は，マスクを常にしていたが，徐々に筆者と顔を合わせる回数が増えてくると，学習の質問から自分の話まで，いろいろな話をするようになった。それにつれて，話をするためにマスクを取ることが増えてきて，現在は，衛生上の問題（かぜやインフルエンザの対策，乾燥を防ぐなどの理由）がある場合以外は，マスクはしていない。

　Gが言うには，「極度の人見知り」とのことだったが，むしろ，すべてにおいてどこか冷めている感を受けていた。その後，関係性が深まっていったことで，G自身からこれまでの体験や抱えている問題などについての話が出てくる

ようになった。

　それによると，Gは中学生のころに突然教室に入れなくなり，以降，学校，駅から学校までのバス，学校の最寄り駅，通学途中の乗換駅，通学で利用する電車の改札口と，徐々に「怖い」と感じて入れないエリアが拡大していき，家から出られなくなってしまった時期があったという。「学校に行きたいのに，行けない。自分でも理由がわからない」と訴える姿が印象的であった。また，学校という組織に嫌悪感情を持っており，その感情の表出が学校と名のつく建物・敷地への恐怖になっていることは，G自身が語っている。ここで語られた部分はPTGモデルでいう「主観的で衝撃的な出来事」とそれに対する「侵入思考」であると考えられる。

　その後もGはオープンルームを利用しスクーリングの日は必ず顔を見せるようになった。学校に嫌悪感情を持っていたことから，「学校の組織の中に位置づけられているオープンルームのことはどう思っているのか」と聞いたところ，「学校だけど，学校じゃないところがいい」と答え，さらに，「オープンルームに通えていることで"学校に通えている"と思えるところがいいところだ」と話すようになった。

　Gはもともと明るく会話をするタイプの生徒であったが，この会話をしたころから徐々に，マスクをすることもなくなり，明るさが増した。さらに，教室での授業にも徐々に出席するようになり，進路についても考えが具体的なものになっていった。

　Gは現在最終年次生である。現在は大学進学をめざし，全面的に校舎内の教室でスクーリングを受けており，オープンルームの利用はしていない。教室へはやはり入りたくはないと言いつつも，「でも，大学に行くためだから」と話していた。学校という組織と場を嫌い，拒否反応を示していたが，そのこだわりから離れたことで，現在は「意図的思考（ポジティブ思考）」という段階に至った状態であると考えられる。

③　事例2　生徒H

　HはF高校を卒業するまでの3年間，オープンルームを利用していた。1年次の半期はほとんど学校にも来なかったようだが，秋学期から徐々に顔を出す

13 高校生の事例からみるPTG

ようになる。Hは感情に不安定さがあり、どこか極端な二面性を感じさせるところがあった生徒である。Hとの間には良好な関係が構築できたようで、Hによって相談が持ちかけられることも徐々に出てくるようになり、そのなかでは、それまで抱えていたH自身とHの家族における問題も語られるようになった。他者とのかかわりを欲しているようにも見えたが、本人はそれを否定しつづけたことも印象的である。

　Hによる自身の過去に関する語りによると、中学校のころもあまり授業には出ていなかったという。ほとんどが保健室登校で、まれに相談室へ顔を出す程度だったらしい。F高校に入学後もHは、教室での授業には消極的で、半年間は学校にも来ていなかったと語っている。Hによる過去に関する語りは日常的に発生しており、「なにか特別な理由があって学校や教室に行きたくないわけじゃない。なんとなく行きたくないだけ」ということだった。そこから、オープンルームでの友人や担任をはじめとする教師たち、そして筆者との深い交流がHの「学校に行く」原動力になっていった。そうして、Hはスクーリング外の日でも、筆者がオープンルームに在室している日には、なにもなくてもとりあえず学校に行くということを自主的に行うようになった。それと同時に、スクーリングの日はオープンルームでは（Hの言葉を借りると）「自分のことを見つめたり頭の中を整理したりする時間」とし、授業は教室で受けるようになった。

　これまで教室では緊張感があったこと、なんとなく教室にいることが自分にとっては不自然なことであるように感じていたことなどをあげていたが、ある日唐突に、教室にいる人たちが、実は自分が考えていたよりも"テキトー"に過ごしていることを発見し、そこで"なんだ、みんなテキトーなんだ"と驚くと同時にどこかふっと力が抜けた感じを受けたと話した。つまりは、自分が"こうでなくてはならない、こうでない人はいてはいけない"といった思い込みから離れることができたことで、緊張が解けたのではないかと考えている様子で、それが自分の変化であると客観的に述べたのも印象的であった。

　こういった自分の現在と過去の比較と変化を話すようになったあと、さらに自分の抱える深い悩みについても少しずつ相談室の中で打ち明けるようになった。

Hにおいてはここまでの変遷で，自身が抱えている根本的な問題を解決したとはいえないが，問題と向き合う一歩を踏み出す準備になった出来事であった。

(3) 東日本大震災と生徒のPTG

東日本大震災発生時，F高校は春休み中であったが，部活動や生徒会，そして卒業報告などで来校していた数十名の生徒と，出勤していた教職員が学校で被災した。

交通機関がマヒしたため，学校で一晩過ごすことになったわけだが，もとより集団行動を不得手とするメンタル的に繊細な生徒が多いため，親との分離不安からパニックを起こす生徒や，見知らぬ他者と空間と時間を共有しているために過度の緊張感から体調を崩す生徒，過呼吸を起こし倒れる生徒などが続出した。F高校の彼らにとって，巨大地震の被災による不安だけでなく，「家族以外の他者」と，しかも「家以外の"外"である学校で一晩過ごす」ということ自体も，かなり大きなストレスであったことがわかる。

以下は，震災後に行ったインタビューや雑談の中から抜粋したものである。

① 事例3　生徒IとIの母親

IとIの母親はオープンルーム利用者の"常連さん"である。

2人は震災発生時，ちょうど親子そろって電車の中だった。乗っていた電車はその後数時間動かず，大変な出来事であったと，あとになって報告してくれた。そもそもIは電車が苦手だったが，徐々に学校に慣れるに従って電車にも慣れていった感を受けていたと語る。しかし震災時に，よりによって電車の中に閉じ込められてしまったことから，また電車に対する恐怖心が出てきてしまった。せっかく慣れてきていたのに，振り出しにもどったと落胆し，なぜよりによって電車の中で……と悩んでいたらしい。しかし，そうしているうちに，確かに震災で電車の中に閉じ込められ，再度恐怖心が出てきていても，怖い怖いと言いながらも，今，こうして電車に乗って学校に来られていることは，以前だったらありえないことだと気がつく。Iの母親もI自身も，またIが学校に行けなくなるのではないかと心配していたが，地震のせいで電車が怖いのは

不思議なことではなく，むしろ怖いと思うほうが普通なのだということに気づいたと話していた。その気づきがなされたことをきっかけに，自分が今できること，以前に比べてできるようになったことがたくさん見えてきたのだと語る母子には，両者とも，自分に自信がついた様子が感じられた。

もちろん，現在も電車への恐怖心がすべて取り払われたわけではないが，それでもその問題に固執せずにいられることは，大きな成長の成果であると考えられる。

② 事例4　生徒J

Jは，震災時に筆者とともに学校で一晩を過ごした生徒の一人である。

Jはオープンルーム利用者であり，震災時点では教室での授業は受けに行っていなかったが，震災後，新年度からは教室で授業を受けることに決め，オープンルーム利用はしないという選択をした。

震災に被災したというストレスだけでなく，慣れない集団の中で長時間拘束されたことは，Jにとっても他の生徒たち同様，非日常的な状況であり，過度なストレス体験であった。

Jは震災時の様子について，自分にとっては見ず知らずの人と一晩過ごすことはとても抵抗があり，とてもつらくて疲れたと言ったが，一方で，他の生徒たちの様子を見て，自分は集団の中に入っても大丈夫なんだなと感じたと話した。

Jは以前はインタビューにはきはきと答えるタイプではなかったが，この震災後のインタビュー時には言葉がよく出てくるようになっており，自分の考えや気持ちについて，震災前より，より自分の言葉で表現するようになったという変化が感じられた。また，震災前から，Jにはオープンルーム内で自主的に役割を見つけて動いていたことからも状態が好転していることはまわりも承知していたが，もう一歩，踏み出せていないような感もあった。しかし，震災発生当日に，オープンルームのことをよく知っている一人として他者を手助けするという「他者から頼られる経験」を得たことが，一歩を踏み出す原動力となり，Jの成長に大きく影響を与えたのではないかと考える。

しかし，こうした変化を本人は自覚しておらず，また，きっかけについても

意識している様子はなく、「自分は変わってない。何か変わったとすれば、それまでのいろいろが効いているんじゃないか」と話している。

(4) まとめ

　ここまでいくつかの事例を通してみてきたように、PTGは自分で「変化した」と感じ取る場合と、「自分は変化していない、外傷体験がきっかけではない」と、自らは実感はしていないものの、他者からの評価として、変化が起きたとみられるものとの2つがあると考えられる。
　そしてもうひとつは、PTGモデルのうちの「主観的で衝撃的な出来事」とはなにかということである。
　これまで、カウンセラーとして相談に乗ったり、F高校のスクールカウンセラーとして相談や学習補助をするなかで、過去のいじめ体験や家族の問題、自分の心身の問題などが語られることが多かったが、最も多く上がるのは「不登校だった」経験があることからの不安である。つまり、不登校を経験したがために、すべてがうまくいかないのだと感じていることが多いのである。不登校はある意味「主観的で衝撃的な出来事」から影響を受けた結果であるととらえられがちだが、不登校という事態に至ったことそれ自体が「主観的で衝撃的な出来事」となっていることもうかがえる。
　PTGは、死別、悲嘆だけでなく、よい成績が取れなかったことであるとか、恋人と別れたことというようなもっと身近な出来事で、かつ主観的には非常に衝撃的な出来事に起因するとされている。今回は高校生の不登校に注目して、事例からその回復までの変遷を検討した。もちろん、根本的に個人が抱える問題がまだまだ山積している状態の人もおり、PTGがなされたと思われても、その後、ふと調子をくずしてしまうことも見受けられる。
　しかし、そうした一進一退の繰り返しが決して無駄ではなく、少しずつでも前に進んでいるという人間のポジティブな面に注目したPTGという心の変化の現象に、今後も注目していきたいと考えている。

　最後に、生徒たちとの会話で共通する「まさにGrowthだなあ」と感じさせ

る言葉を紹介して、終わりにしよう。

- 自分の居場所がたくさんあることがわかった。今までは一つの場所だけが自分の生きている場所で、そこでうまくやらないとどうにもならない。だからどうにかうまくやらなきゃと思っていた。だけど、すべてを完璧にやるなんて無理なことだとふと気がついた。そうしたら、自分には居場所がたくさんあって、そのたくさんの居場所に支えられているってことがわかった。
- これまでのつらい体験も、そして、もしかしたらこれから起こるかもしれないつらいことも、起きちゃったらしょうがない。とくに自分でどうにもできないものに関してはそう思うしかない。でも、それは悪いことばかりじゃないと思う。きっと、そういうことを経験してないと困ると思うから、いい経験になるんじゃないかと思う。
- 「まあいいや」「まあ、大丈夫でしょ」「なあんだ」「しょうがないじゃん」って思えるようになった。それまでは、ポジティブに考えなきゃ考えなきゃと無理やり考えていた。今は無理やり考えなきゃとポジティブに考えているわけではなく、自然と考えていることがポジティブだってことに、あとで気がつく。前はこうはいかなかった。今は以前の自分だったら驚くほどポジティブだなと思っている。

文　献

文部科学省（2011）．平成22年度「児童生徒の問題行動等生徒指導上の諸問題に関する調査」について

宅 香奈子（2010）．外傷後成長に関する研究――ストレス体験をきっかけとした青年の変容　風間書房

弓田千春（2010）．スクールカウンセリングにおけるオープンルームの機能について　日本学校メンタルヘルス学会第13回大会プログラム抄録集

弓田千春（2011）．スクールカウンセリングにおけるオープンルームの機能（第二報）　日本学校メンタルヘルス学会第14回大会プログラム抄録集

瀬戸瑠夏（2005）．オープンルームにおけるスクールカウンセリングルームの場の機能――グラウンデッド・セオリー・アプローチによる生徒の視点の分析　心理臨床学研究，23，

480-491.
瀬戸瑠夏（2006）．オープンルームにおけるスクールカウンセリングルームという場の構造
　　——フィールドワークによる機能モデルの生成　教育心理学研究, 54, 174-187.

第3章

PTG とその周辺

1 アメリカにおける PTG 研究
──文化的観点から

宅　香菜子

　PTG（Posttraumatic Growth；ポストトラウマティック・グロウス；心的外傷後成長）という用語が最初に学会誌に掲載されたのは，1996 年のことである。しかし，多くの研究者が論じているように，この現象自体は目新しいものではない。死ぬほどにつらい体験をしてなお精神的な成長を遂げるという事実は，これまでにも，いろいろな分野で報告されてきた。教師，医師・医療関係者，臨床心理士などがこれまでに蓄積してきた膨大な数の事例研究には，PTG をそれと名づけないまでも，危機的な出来事をきっかけに精神的な成長を遂げた人々の心の動きが記録されている。

　ただし，PTG というキーワードに限定してみると，その歴史はまだ 20 年ほどにしかならない。日本に限定すると，その歴史は 10 年にも満たない。筆者は，名古屋大学に在学中の 2000 年にこのテーマの研究を開始した。そして，2005 年にアメリカの大学に籍を移し，2012 年の今日まで，PTG の研究，とくに後述する PTGI（Posttraumatic Growth Inventory；心的外傷後成長尺度）と呼ばれる尺度を用いた研究を行っている。その自分の経験から，アメリカと日本では PTG に対する見方や考え方，および研究のとらえ方が違うのではないかと考えるようになった。

　本節では，アメリカにおける PTG 研究を概観しつつ，文化的な要因とからめて PTG を論じたい。PTG を理解するにあたって，文化が密接に関係していることは，カルホーン（Calhoun, L. G.）とテデスキー（Tedeschi, R. G.）による PTG 理論モデルにおいて，「近接的・遠隔的文化の影響」が PTG を説明するための要因として組み込まれていることからも明らかである（Calhoun, Cann, & Tedeschi, 2010）。近接的文化とは，家族や友人など，比較的近い関

係にある人たちがPTGのような変化を経験したことがあるかどうか，PTGのような変化について話すような土壌にあるかどうか，PTGに対してどのような思い，価値観をいだいているか，あるいはもう少し広く，PTGに関連する本や映画，テレビなどを家族や友人の間で話題にすることがあるかどうかなどをさし，これらが本人のPTG体験に影響を及ぼすという意味である。一方，遠隔的文化とは，土地柄やその国，社会の価値観，言語，宗教の特性，政治，経済状況，時代背景などをさし，これらが本人のPTGに影響を及ぼしているという意味である。

2010年には，ウエイス（Weiss, T.）とバーガー（Berger, R.）によって，さまざまな文化におけるPTGについての集大成として，"Posttraumatic Growth and Culturally Competent Practice: Lessons learned from around the globe（ポストトラウマティック・グロウスとそれぞれの文化に効果的な臨床実践：世界中でこれまでに学んできたこと）"が出版された。同書の中で，カルホーンとテデスキーは第1章を担当し，PTGがどう文化の影響を受けているかの解説をし，自らが1998年に発表したPTG理論モデルを改訂した新たなモデルを発表している。同書は14の章からなり，それぞれの国のPTG研究者が各章を担当している。トルコにおけるPTG（第4章），ドイツにおけるPTG（第6章），スペインにおけるPTG（第8章），中国におけるPTG（第11章）といった具合である。筆者もまた同書の第10章を担当し，日本におけるPTGについて論じた。

そこで，以下では，筆者がそのなかで議論したことも含めつつ，アメリカにおけるPTG研究を概観し，文化とPTGについて考察したい。

(1) PTGと文化に関する研究

PTGはもともと，非常につらい出来事を体験した人々，言葉にできないような深い苦しみを味わった人々の自発的な語りから着目されるようになったものであるが，数量的側面からこのテーマを研究していこうとする研究者のために，さまざまな尺度が開発されている。たとえば，テデスキーとカルホーンによるPTGI（Tedeschi & Calhoun, 1996），パーク（Park, C）らによるStress-

Related Growth Scale（ストレスに関連した成長尺度）(Park, Calhoun, & Murch, 1996) などがその例である。とくに前者、PTGIはこれまでに10か国語以上に翻訳され、各国で研究に活用されている。PTGIはさまざまな危機的体験から起こりうる心理的な成長を示す21の質問項目で構成されている。そして、出来事の結果、各質問項目に示される成長がどの程度生じたかについて、0（全く経験しなかった）から5（かなり強く経験した）の6段階で評定される。日本語版は2007年に発表されている（Taku et al., 2007）。以下ではこの尺度を用いた研究を概観し、文化に共通してみられる知見、および異なる知見をまとめることで、PTGに及ぼす文化の影響を検討したい。

① 文化によって共通している点

PTGは苦しい出来事を経験したすべての人に同じように体験されるとは限らず、同じ出来事を経験したとしても、それをきっかけに自分自身が成長したという感覚、つまりPTGを自覚する人とそうでない人がいる。

その個人差を説明するために、カルホーンとテデスキーは、PTG理論モデルにおいて、(a) 出来事が起きる前の本人の性格、価値観や信念、(b) 出来事そのものの性質、たとえば、その出来事が自己の中核を揺るがすほどの衝撃を持っているかどうか、(c) 出来事直後のストレスにどう対処したのか、(d) ストレスにまつわる症状がどの程度緩和されているのか、(e) 起きたことを振り返ったり、体験を安心して言語化できるための環境が備わっているかどうか、(f) 認知活動が、十分に行われているか、たとえば、初期には侵入反復的な思考が中心であったとしても、時間とともに、意図的で建設的な性質の思考へと変化をみせているか、そして (g) その体験が文化の大きい枠組みの中にどう位置づけられているかを重視している。

PTGIの翻訳版を用いた各国の研究でも、認知活動（とくに「建設的な反すう」、すなわち出来事になにか意味があるのではないかと考えたり、体験を自分の人生にどう組み込むことができるかなどと思いをめぐらすこと）がPTGに正の影響を及ぼすこと、適応的なコーピングおよびソーシャルサポート（自己開示、聞き手の受容的な態度）がPTGに正の影響を及ぼすことなどは一貫した結果として報告されている。

PTGIは，合計得点によって評価されるだけでなく，①他者との関係（「思いやりの心が強くなった」など），②新たな可能性（「その体験なしではありえなかったような新たなチャンスが生まれた」など），③人間としての強さ（「思っていた以上に，自分は強い人間だとわかった」など），④精神性的変容（「魂や人間の力を超えたものに対する理解が深まった」など），⑤人生に対する感謝（「毎日を大切にするようになった」など）という5つの領域に分類され，下位尺度得点でも評定が可能なように構成されている。この5因子構造は，必ずしも文化によって共通しておらず，対象によっても，また翻訳版によっても，因子の数は若干異なる。たとえばボスニア語版やスペイン語版は3因子（Powell et al., 2003; Weiss & Berger, 2006），日本語版は4因子構造が見いだされている（Taku et al., 2007）。

しかし，PTGが単一次元ではなく，複数の因子によって構成されているというのは文化によって共通している知見である。

② 文化によって異なる点

PTGIの得点は，調査対象者の属性（多くの研究で女性のほうが高得点）を含め，さまざまな変数に影響されるが，概して，アメリカ人の得点が他の国の得点と比べて高いことがわかっている。たとえば，同時多発テロ事件を経験したアメリカ人と，マドリードでの列車爆破事件を経験したスペイン人のPTGを比較した研究でも，アメリカ人のほうがPTGを高く報告している（Steger, Frazier & Zacchanini, 2008）。筆者らが行った日米比較の研究でも，日本人より，アメリカ人のほうがPTGを高く報告していた（Taku et al., 2009）。

なぜ，PTGIを用いた研究では，アメリカ人にPTGが高く報告されるのだろうか。もちろんPTGIは，もともとアメリカで開発されているので，項目はアメリカ人にとって典型的だと思われる成長の内容を反映している可能性がある。さらに，アメリカ人を対象とした最近の研究で，つらい体験のあとで精神的な成長を遂げるという内容の映画や本を見たことがあるかどうか，また身の回りにそういった経験をした人がいるかどうかを調査しており，その結果，98％もの人がそういうテーマを見聞きしたことがあると回答している（Lindstrom et al., 2011）。

第3章 PTGとその周辺

　ここ10年ほど，アメリカではポジティブ心理学がブームである。20世紀後半は，苦しみや悲しみを伴う経験をしたあとに生じるさまざまな精神疾患，症状，欠陥に注目し，それをなんとか治そうという努力のなかでさまざまな学問，実践が発展してきたと考えられている。そのため，21世紀の今，多くの研究者が，その考え方のみではとらえがたいもの，たとえば，より充実した人生，幸せ，心の豊かさなどをめざすモデルとしてポジティブ心理学に注目している。そのメッセージは，PTGにも強く影響しているように思われる。PTGは必ずしもポジティブ心理学の文脈で研究されてきたわけではないが，より多くの人が「ポジティブ心理学」を知るようになったことで，PTGに親しみを持ちやすい環境が整っていることはたしかである。しかしその反面，この「前を向いて，よりポジティブな方向に」というメッセージが残酷に機能する場合もある。

　筆者らが2009年にアメリカの大学生を対象として行った調査では，ここ5年間の間に家族や友人を亡くした学生のうち，78.6%もの人が，死別の体験からなんらかの成長を経験することを周りの人から期待されているように感じていると述べている。ドイツにおいて，交通事故にあった患者を対象にPTGを研究したグループもまた，彼らの調査対象者のPTGI得点が低いことを説明するなかで，ドイツ人はアメリカ人ほどには成長に対する社会からのプレッシャーが強くないのではないかと指摘している（Zoellner et al., 2008）。

　PTGIの下位尺度をみてみると，文化差がとくに報告されているのが，③の「人間としての強さ」と④の「精神性的変容」という2つの領域である。予想もしていなかったようなつらい出来事や，打ちのめされるような出来事を経験してもなお今生きているということを考えたとき，⑤にあるような，「人生に対する感謝」はさまざまな文化ではぼ同様にみられている。しかし，筆者らの研究でも，自分は思っていたよりも強いとか，自分に自信が出てきたとの感覚は，とくにアメリカ人で高く，日本人で低いという結果が得られている。山崎（2008）のHIV感染血友病患者を対象とした日本での調査では，精神的な強さが増したという人もみられているが，「人や社会のために役に立ちたい」という思いが強くなった人も多く報告されている。こういった内容を含め，自己犠牲や地域社会への奉仕を尊ぶ精神，あるいは恩返しという言葉に表されるような生き方は日本文化を色濃く反映しているPTGのように思われる。

また、④の「精神性的変容」の領域でも文化差が報告されている。キリスト教色が濃い文化、とくにアメリカにおいて宗教心の高い人ではこの領域の得点が高い。一方、日本やヨーロッパ、オーストラリアでなされている研究では、総じて、この領域の得点が低い。宗教的背景および「宗教」という語が持つ狭義の意味合いが異なる日本人において、この領域の得点が低いことは自然なように思われる。しかし、大きなくくりでみて、同じキリスト教を背景に持つヨーロッパやオーストラリアでこの領域の得点が低いことは興味深い。PTGの理解にあたり、歴史や哲学、人類学、比較文化学、言語や文学を含めた学際的な研究が必要であることが示唆される。

(2) アメリカにおける現在のPTG研究と文化の果たす役割について

PTG研究は今やさまざまな国で行われているが、ここではとくにアメリカに焦点を当てて、アメリカで関心の中心となっているPTGの研究を概観し、文化との関連を論じる。

① PTGが生じる道筋を説明、予測しようとする研究

アメリカで行われているPTG研究の多くは、PTGI得点を結果変数とし、それを説明するための予測子をモデルに投入し、プロセス、因果関係を説明しようとするものである。

とくに、テデスキーとカルホーンのPTG理論モデルにおいて、PTGが最終地点のような描かれ方をしているため、このモデルに則った仮説検証型の研究が多くみられる。その代表的なものが、ERRI (Event Related Rumination Inventory；出来事に関連した反すう尺度) (Cann et al., 2011) などを用いた、認知プロセスとPTGとの関連を検討する研究である。このERRIは2000年に発表された「反すう尺度」(Calhoun et al., 2000) の改訂版であり、「侵入的反復的熟考（そのことが頭から離れず、そのことばかり考えていた、など）」と「意図的熟考（その出来事のあと、自分の人生には意味や目的があるのかなどと自問自答していた、など）」という2種類の認知的熟考を測定できるように構成されている。PTGIとERRIの関連を検討した研究では、出来事直後には

侵入的反復的熟考がある程度必要であるが，しだいに意図的熟考へと移行し，後にはそちらが優位になっていることがPTGを強く予測していることが明らかにされている。

このような研究を含め，PTGの理論モデルに則って，PTGを結果変数にすえて分析する研究の多くは，本人の認知のあり方，対処の仕方やとらえ方しだいでPTGが導かれうるという前提に立っているように見受けられる。PTG理論モデルに含まれる変数の多くが個人の中で閉じている性質のものであるため，コントロールが難しい要因によってもたらされるPTGは把握しきれていない限界があるように思われる。たとえば，起きた出来事をなんとか成長に結びつけたいとか，そこに意味を見いだしたいとかいう願いから解き放たれたときに，自分でも意識しない文脈，偶然の産物でPTGが体験されることはある。PTGの道筋を考えるうえで，森田宗一の転機についての論考を紹介したい。これは筆者がPTGの研究を開始するきっかけになった書のひとつでもある。

森田（1964）は，「明暗の岐路である転機をもたらすものの力の方向を見ると，内と外と上からという三方面があるように思われる。心の病や精神の世界の消息においては，とくに内面から溢れ出る力，心理的転換，自己洞察によることが多い。しかし外側からの治療教育刺戟等の力が加わって，触発されることもある。またさらに本人がはっきり自覚せず，内からの力もなくなったと思われるとき，格別外からの力が加わったとも思われないのに，天来の恵みのように訪れることもある」と述べている。

先に，PTGIの下位尺度「人間としての強さ」の領域の得点がアメリカ人を対象とした研究で，高くみられる傾向にあると述べたが，それは，この森田のいう第一の力はいうまでもなく，第二の力や第三の力が働いたとしても，それを呼び込んだのは結局のところ己の力という帰属をすることで，自分自身の強さや自信につなげるのがアメリカ文化のひとつの特徴であるからかもしれない。もちろん，この筆者の憶測を調査するためには，PTGIを使う際，どの程度成長と呼べるような変化を経験したかという程度のみをたずねるのではなく，その変化がどのようにもたらされたと感じているかの帰属をも同時に問うことが必要だと考える。

また近年，PTG理論モデルの中心とも呼べる，出来事の衝撃度にまつわる

研究も増えている。PTGは，出来事がそれまでの価値観や信念を揺さぶるほどの大きな衝撃を持つことで，それを引き金としてさまざまな認知活動・情緒活動が引き起こされ，その結果としてもたらされると概念化されている。そのため，この出来事の持つ衝撃度を測定しようとする研究が増えつつある。たとえば，保持されていた世界観の崩壊の程度を測定するためのCBI（Core Beliefs Inventory；中核的信念尺度）（Cann et al., 2010）がある。この尺度を用いることによって，出来事がどの程度，既存の価値観や信念を揺さぶるような体験になったかが測定可能となり，PTGIとの間にも正の相関が仮定された。しかし，研究はまだ始まったばかりだが，これまでのところ，PTGIとCBIの関連について，仮説どおりの結果は得られていない。このことは，これまでの通説「PTGは，それまでに保持していた価値観が，まさか……こんなことが起こるとはと，ぐらぐら崩れ落ちるような体験となることで，その後の認知活動を通して，再び自分を取りもどそうとするプロセスの中で生じる」という道筋が，必ずしも正しい説明ではないかもしれない，少なくともこれ以外にもPTGが生じるプロセスがある，という問いを投げかけている。PTG理論モデルは改良の余地が大いにあると思われる。

② 本物のPTGと錯覚のPTGを区別しようとする研究

もともと，テデスキーとカルホーンがPTGに関する論文を発表したとき，彼らはPTGを「危機的な出来事や困難な経験との精神的なもがき・闘いの結果生ずる，ポジティブな心理的変容の体験」と定義した。危機的な出来事をきっかけとして体験される自責，うつ，怒り，悲嘆，不眠，否認等の心身の症状を「ネガティブ」な変化とみることで，ここに「ポジティブな変化（PTG）―ネガティブな変化（PTSD症状）」という対比が生まれる。このようなプラスとマイナス，ポジティブとネガティブという考え方は，日本におけるPTGを考えたとき，しっくりこないように思う。

表裏一体という言葉があるように，表面的には相反するもののようにみえても大もとは結局ひとつであり，悪くなっているようにみえるものが実は良くなっている証拠であったり，良くなっているようにみえるものが実は悪くなっている証拠であるということが日常的にはよくある。「禍福は糾える縄の如し」

というように，幸福と不幸が練り合わされて生をなすため，心の動きに，プラスもマイナスもないという考えに，私たちはなじんでいるのではないかと思う。そして，不変のものはこの世にないという認識のもとに，比較的短いスパンで体験されるプラスやマイナスを超越することにこそ，成長をみる文化だと思う。

そのため，ある状況，あるタイミングで，PTGの感覚や手ごたえがあったとしても，それは次の瞬間に消えてしまってもよい，揺らぎのある感覚といっていいだろう。しかし，現在のアメリカを中心とするPTGの研究では，次の瞬間に消えてしまうようなPTGは本物のPTGとはいえないと考えられている。自己報告によるPTGが本物の成長を反映しているのかという疑問はPTG研究が始まった当初から指摘されていた。しかし，肯定的幻想（positive illusion）の研究からも示唆を得，とくに2009年にフレイジャー（Frazier, P. A.）らが，PTGIで測定しているものは，自分が自分で精神的に成長したと言っている幻想にすぎず，実際に成長したかどうかとは別物であるという論文を発表したことで，「本物」のPTGと「幻」のPTGをどう区別するかという議論に，関心が集まっている。この考え方自体は，2004年に"Psychological Inquiry"という雑誌でPTGの最初の特集が組まれたときにも，すでに複数の研究者が指摘していた（たとえば，Janus-Faced model；ヤヌスの顔を持つモデル；Maercker & Zoellner, 2004）。しかし，とくに近年になって，両者を区別しようとする研究が増え，自己報告のPTGをそのまま文字どおりPTGととらえる研究には風当たりが強くなっている。そのため，認知面あるいは自己報告の面でどう変化したかと，行動面ないしは他者報告あるいは観察の面でどう変化したかとの双方を測定し，両者の関係をみようとする研究などが提案されている。これもまた，「本物」と「偽者，あるいは幻」という二元の考え方，「認知」と「行動」という二元の考え方であり，先に述べたポジティブ─ネガティブと同様，二者を別のものととらえる考え方は，現在のPTG研究に大きな影響を及ぼしているように思われる。

おわりに

日本ではとくにPTGに取り扱い注意のラベルがついていると思う。日本で

PTG を研究している人から，この研究が今まさに苦しみの中にいる人の感情を逆なでするのではないか，そういう人たちにとっては，PTG を語ることがむしろ失礼にあたるのではないか，PTG に言及することで余計なプレッシャーを与えてしまうのではないかという声を聞くことが多い。PTG がトラウマの再体験や過覚醒を含む二次的受傷につながることの危険性を熟知している声であると思うからこそ，筆者も慎重を期することに賛成である。

　文化の面からみてみると，日本において「きれいごとを言う」また「秘すれば花」という言葉があるように，つらい出来事をきっかけとして自分が精神的に成長したように感じるということをあえて口にすることが，常に良きことだとはみなされてこなかったように思う。その機制は，日米文化比較研究でしばしば議論されてきた「自己高揚―自己卑下」の文化とも関連しているようにみえる。筆者が日本で行った面接調査（宅，2010a）では，本人が「成長した」とはっきり語るケースは比較的少なく，むしろ，成長したと友人などの第三者から言われたことがあるけれど，自分でははっきりとはわからない，まだまだだと思うことのほうが多いという語りのほうが多かった。その「まだまだ」という謙遜の中に成長をみるような文化背景を持つ日本では，とくに，PTG はそれと口にしたとたんにその本質が見えにくくなってしまうようなもろさがあるように思う。「艱難辛苦汝を玉にす」と言ったときの，「玉」の様相が，自律を重視するアメリカ人と，より他律，和を重視する日本人で，現れ方が異なるのは自然かもしれない。そういう意味では，日本における PTG は，まわりとのバランスのなかで顕在化する側面が強いように思う。だからこそ，まわりにいる人間が，本人の小さな変化を見逃さず，注意深い観察のもとで，状況に応じたフィードバックを丁寧に重ねることが，本人の成長の自覚や自信につながっていくのであろう。

　PTG はある言葉や行動によって顕在化するため，文脈に大きく依存する。そのため，想像を絶するようなつらい出来事を体験した人が，果てしなく続くと思われるような悲しみやつらさのなかから，一筋の光を見いだすように PTG を言葉にしたときには，それを受け入れる土壌がまわりにも育っていることが多い。しかし，つらい出来事のまさにすぐあとに成長を言葉にしたり，あるいは一般的な視点でみて「たいして，つらくないであろう」出来事のあと

に成長を言葉にしたり，また他者が犠牲になっているような状況の出来事のあとで成長を言葉にしたりすると，社会はその受け入れにどこまでも冷酷になるように見受けられる。ただ懐疑的になるだけでなく，攻撃的になることすらある。このPTGの，時と場所を選ぶという性質については無視できないと思う。

　最後に，PTG研究の課題は，PTGがその後，どのような良い結果をもたらすかがわからないことにある。これに答える現在の有力な考え方は，ある一時点でPTGを経験した人は，人生のその後の時点で，またつらい出来事ないしは危機を経験したときに違いを発揮するはずであるという仮説である。しかし，この考え方は成果主義に陥る危険性を秘めているように思われる。宅（2010b）でも述べたが，「まだ確固としたものにはなっていないもののそうありたいと願う過程で先走って語られるPTG」や「成長の実感があいまいであってもサポート・伴走してくれている他者に向けて発せられるPTG」「生きる気力を消さないために，ややもすると思い込みとして体験されているかもしれないPTG」など，さまざまな意味合いを含むPTGがある。そのため，PTGのその後について考えるときも，個人内の短期的な結果（たとえば満足度など）に終始せず，より長期的かつ個人内に閉じることのない波及的な影響を見すえることが重要であろう。

文　献

- Calhoun, L. G., Cann, A., & Tedeschi, R. G. (2010). The posttraumatic growth model: Soiciocultural considerations. In T. Weiss & R. Berger(Eds.), Posttrauamtic growth and culturally competent practice: Lessons learned from around the globe. Hoboken, New Jersey: John Wiley & Sons, Inc. pp. 1-14.
- Calhoun, L. G., Cann, A., Tedeschi, R., & McMillan, J. (2000). A correlational test of the relationship between posttraumatic growth, religion, and cognitive processing. *Journal of Traumatic Stress*, 13, 521-527.
- Cann, A., Calhoun, L. G., Tedeschi, R. G., Kilmer, R. P., Gil-Rivas, V., Vishnevsky, T., & Danhauer, S. C. (2010). The Core Beliefs Inventory: A brief measure of disruption in the assumptive world. *Anxiety, Stress, & Coping*, 23, 19-34.
- Cann, A., Calhoun, L. G., Tedeschi, R. G., Triplett, K. N., Vishnevsky, T., & Lindstrom, C. M. (2011). Assessing posttraumatic cognitive processes: The Event Related Rumination

Inventory. *Anxiety, Stress, & Coping*, 24, 137-156.
Frazier, P., Tennen, H., Gavian, M., Park, C., Tomich, P., & Tashiro, T. (2009). Does self-reported posttraumatic growth reflect genuine positive change? *Psychological Science*, 20, 912-919.
Lindstrom, C. M., Cann, A., Calhoun, L. G., & Tedeschi, R. G. (2011). The relationship of core belief challenge, rumination, disclosure, and sociocultural elements to posttraumatic growth. Psychological Trauma: Theory, Research, Practice, and Policy. Advance online publication.
Maercker, A., & Zoellner, T. (2004). The Janus Face of self-perceived growth: Toward a two-component model of posttraumatic growth. *Psychological Inquiry*, 15, 41-48.
森田宗一 (1964). 転機とは何か　望月衛 (編) 転機：現代の青少年第二巻　誠信書房
Park, C. L., Cohen, L. H., & Murch, R. (1996). Assessment and prediction of stress related growth. *Journal of Personality*, 64, 71-105.
Powell, S., Rosner, R., Butollo, W., Tedeschi, R. G., & Calhoun, L. G. (2003). Posttraumatic growth after war: A study with former refutes and displaced people in Sarajevo. *Journal of Clinical Psychology*, 59, 71-83.
Steger, M. F., Frazier, P. A., & Zacchanini, J. L. (2008). Terrorism in two cultures: Stress and growth following September 11 and the Madrid train bombings. *Journal of Loss and Trauma*, 13, 511-527.
宅 香菜子 (2010a). 外傷後成長に関する研究――ストレス体験をきっかけとした青年の変容　風間書房
宅 香菜子 (2010b). がんサバイバーの Posttraumatic Growth：特集／がん患者のサバイバーシップ　腫瘍内科 (科学評論社), 5, 211-217.
Taku, K. (2010). Posttraumatic growth in Japan: A path toward better understanding of culture-constant and culture-specific aspects. In T. Weiss & R. Berger (Eds.), Posttraumatic growth and culturally competent practice: Lessons learned from the globe. Hoboken, New Jersey: Wiley, John & Sons. pp. 146-163.
Taku, K., Calhoun, L. G., Tedeschi, R. G., Gil-Rivas, V., Kilmer, R. P., & Cann, A. (2007). Examining posttraumatic growth among Japanese university students. *Anxiety, Stress, & Coping*, 20, 353-367.
Taku, K., Cann, A., Tedeschi, R.G., & Calhoun, L.G. (2009). Intrusive versus deliberate rumination in posttraumatic growth across U.S. and Japanese samples. *Anxiety, Stress, & Coping*, 22, 129-136.
Tedeschi, R. G., & Calhoun, L. G. (1996). The Posttraumatic Growth Inventory: Measuring the positive legacy of trauma. *Journal of Traumatic Stress*, 9, 455-471.
Weiss, T., & Berger, R. (2006). Reliability and validity of a Spanish version of the Posttraumatic Growth Inventory. *Research on Social Work Practice*, 16, 191-199.
Weiss, T., & Berger, R. (2010). Posttraumatic growth and culturally competent practice:

Lessons learned from around the globe. Hoboken, New Jersey: John Wiley & Sons, Inc.
山崎喜比古 (2008). HIV 感染血友病患者の病ある人生の再構築と支援 日本エイズ学会誌, 10, 144-155.
Zoellner, T., Rabe, S., Karl, A., & Maercker, A. (2008). Posttraumatic growth in accident survivors: Openness and optimism as predictors of its constructive or illusory sides. *Journal of Clinical Psychology*, 64, 245-263.

2 レジリエンスの理論と測定

小塩真司

(1) 回復する子どもたち

　1980年代以降,レジリエンス(resilience)という概念が注目を集めている。そのきっかけは,高いリスクを抱えているにもかかわらず,それを乗り越えて大きな問題を呈することなく,普通に生活している子どもたちが存在することが注目されたことによる。

　ウェルナーとスミス(Werner & Smith, 1992)は,ハワイのカウアイ島で誕生した子どもたちを,30年以上にわたって追跡調査した。そのなかで,生後2年までに貧困や夫婦げんか,親の教育水準の低さなどの危険(リスク)因子にさらされた子どもが,10代になってから精神的不健康を呈する可能性が高いことが示された。ところがその一方で,そのような危険因子にさらされた子どもであっても,実に3分の1にのぼる人数が,児童期から青年期を通してよく適応できていることが明らかにされた。

　たしかに,悲惨な経験にさらされた子どもたちの多くは,その後になんらかの問題を呈するようである。しかし,なかには,そうではない子どもたちがいる。問題は,なにがその違いをもたらすのかということにある。同じ出来事を経験しているにもかかわらず,そこに個人差が生じているのである。その個人差を説明する要因を明らかにすることで,なにがレジリエンスを促進するのかが明確になり,そうすればレジリエンスを促進するような介入・援助プログラムの構築につながるはずである。

(2) レジリエンスの要因

　レジリエンスとは，適応や発達に深刻な脅威がもたらされているにもかかわらず，良い結果が生じているという特徴で表される現象のことである（Masten, 2001）。では，レジリエンスにはどのような要因があるのだろうか。

　たとえば小花和（2004）は，レジリエンスの要因を「周囲から提供される要因」「個人要因」「獲得される要因」の3つに分類している。周囲から提供される要因（I HAVE Factor）のなかには，家庭環境や親子関係，両親の夫婦仲や学校環境などが含まれる。個人内要因（I AM Factor）と獲得される要因（I CAN Factor）はともに個人内に位置する要因である。前者には共感性や自己効力感，自律性などが含まれ，後者には問題解決能力や社会的スキル，衝動の制御などが含まれる。

　また，小塩ら（2002）は，レジリエンスを導く心理的特性を「精神的回復力」と呼び，測定するための尺度を構成している。そして，因子分析から，新たな出来事に興味をもちさまざまなことにチャレンジしていこうとする「新奇性追求」，自分の感情をうまく制御できる程度を表す「感情調整」，明るく肯定的な将来を期待・予想し，その将来に向けて努力しようとする「肯定的な未来志向」という3つの要素を見いだした。

　近年では平野（2010）が，小花和（2004）のレビューや小塩ら（2002）も含めてこれまでに国内外で検討されたレジリエンス要因を整理し，類似概念を整理している（表3-1）。そして，これらのレジリエンス要因を測定するための，レジリエンス要因尺度を構成している。高次因子分析によって，レジリエンス要因尺度は資質的レジリエンス要因と獲得的レジリエンス要因という2つに大きくまとまることが示された。資質的レジリエンス要因は，パーソナリティ特性のように個人内に最初から備わったレジリエンス要因を意味する。この下位要素としてさらに，将来に対して肯定的な期待を保持する楽観性，体調や感情をコントロールする統率力，目標や意欲をもちそれらに向かって努力・達成する能力である行動力，コミュニケーションの容易さを意味する社交性という4つの要因が含まれている。その一方で獲得的レジリエンス要因は，努力や教育によって獲得可能な要因である。この下位側面としては，問題を積極的に解決

表3-1 レジリエンス要因の分類 (平野, 2010より)

ソーシャルスキル	共感性		チャレンジ	興味関心の多様性
	社会的外向性			努力志向性
	自己開示		好ましい気質	抵抗力
	ユーモア			忍耐力
コンピテンス	問題解決能力		肯定的な未来志向	楽観的
	洞察力			肯定的な未来志向性
	知的スキル・学業成績			身体的健康
	自己効力感・有能感		その他	自立
自己統制	自律・自己制御			道徳心・信仰心
	感情調整			自己分析・自己理解

しようとし，解決スキルを学ぼうとする志向性を意味する問題解決志向，自分自身の考えや特性について理解・把握する傾向である自己理解，他者の心理を認知的に理解しようとする他者理解という3つが含まれる。平野（2010）が整理したレジリエンス要因は，個人内に存在するレジリエンスの保護因子を，ある程度包括したものであるということができるだろう。

(3) レジリエンスを測定する尺度

レジリエンスを測定する尺度は，ここまでに紹介したもの以外にも非常に数多く存在している。英語で構成されたレジリエンスの測定尺度については，カナダで児童向けにレジリエンスの教育プログラムを提供する団体であるReaching IN...Reaching OUT（RIRO）が作成している冊子"Resilience: Successful navigation through significant threat."に詳しくまとめられている（RIRO, 2010）。そこでは，16のレジリエンス尺度が紹介されており，その他にもハーディネスや強さなど，関連する22の尺度が紹介されている。また，国内で作成されたレジリエンス尺度に関しては，中村・梅林・瀧野（2010）のレビューが詳しい。

これらのレビュー資料に基づき，レジリエンス尺度をまとめたものが表3-2

表 3-2 英語版と日本語版のレジリエンス尺度

尺度名	原著者	対象
〈英語版〉		
Resilience Scale (RS)	Wagnild & Young (1993)	成人期／10代後半以降
Ego Resilience 89 Scale (ER 89)	Block & Kremen (1996)	18歳以上
Devereux Early Childhood Assessment Program (DECA)	LeBuffe & Naglieri (1998)	2～5歳
Resilience Scale (RS)	Jew, Green & Kroger (1999)	児童期／10代
Resilience and Youth Development Module (RYDM) of the California Healthy Kids Survey	Constantine & Benard (2001)	小学生／中学生
Resiliency Attitudes and Skills Profile (RASP)	Hurtes & Allen (2001)	12～19歳
Adolescent Resilience Scale (ARS)	Oshio, Kaneko, Nagamine, & Nakaya (2003)	青年期後期
Connor Davidson Resilience Scale (CD RISC/CD RISC2)	Connor & Davidson (2003)	成人期以降
Adolescent Resiliency Questionnaire (ARQ) revised	Gartland et al. (2006)	5歳まで
Brief Resiliency Checklist (BRC)	Sanchez (2006)	10代
Ego Resiliency	Bromley, Johnson & Cohen (2006)	18歳以上
Resilience Scale for Adolescents (READ)	Hjemdal et al. (2006)	13～18歳
Resiliency Scales for Children & Adolescents (RSCA)	Prince-Embury (2006)	9～18歳
Assessing Developmental Strengths questionnaires (ADS)	Donnon & Hammond (2007)	幼児期版, 児童期版, 成人期版
Child & Youth Resilience Measure (CYRM)	Ungar & Leibenberg (2009)	12～23歳
Devereux Student Strengths Assessment (DESSA/ DESSA mini)	LeBuffe, Shapiro & Naglieri (2009)	5～14歳
〈日本語版〉		
レジリエンス項目	小花和 (2000)	幼児期
保育者評定用レジリエンス尺度	高辻 (2002)	幼児期
精神的回復力尺度	小塩・中谷・金子・長峰 (2002)	青年期後期
レジリエンス尺度	森・清水・石田・富永・Hiew (2002)	青年期後期
レジリエンス尺度	石毛 (2002, 2004)	青年期前期
幼児用レジリエンス尺度	長尾・芝崎・山崎 (2008)	幼児期
Resilienceの4側面を測定する尺度	井隼・中村 (2008)	青年期後期
二次元レジリエンス要因尺度	平野 (2010)	青年期後期

英語版はRIRO〈2010〉, 日本語版は中村・梅林・瀧野〈2010〉に基づき著者作成。
精神的回復力尺度とARSは同一だが, 英語版と日本語版の双方を示した。

である。表に示されているように，これまでに数多くのレジリエンス尺度が開発されていることがわかる。ここでは紙面の制限もあり，また RIRO（2010）や中村ら（2010）はインターネット上で容易に手に入れることができるため，各尺度について詳細なレビューを行うことはしない。だが今後，なんらかの形で各尺度を評価し，整理する試みが必要になるだろう。その際に重要なことは，妥当性をどのように評価するかである。

(4) レジリエンスを測定するとは

レジリエンスは理論的構成概念（theoretical construct）の一種である（小塩，2012）。構成概念とは，直接観測したり測定したりすることが困難で理論的に仮定される概念であり，そのなかでも理論的構成概念は，観察だけに還元されない，なんらかの剰余意味（surplus meaning）を持つ概念のことである（渡邊，1995）。質問紙への回答は，構成概念そのものを測定しているわけではない。質問項目への回答は，そのような構成概念を有している（有していない）場合にこのような回答となるであろう，ということを想定して作成されたものである。そしてその想定は，妥当性の検証過程によって徐々に明らかになるものである。

小塩（2012）は，レジリエンスを測定する際の妥当性について論じている。以下ではその議論に基づきながら，レジリエンスがどのように測定されるのかを考えてみたい。

先に示したように，レジリエンスとは，適応や発達に深刻な脅威がもたらされているにもかかわらず，良い結果が生じているという特徴で表される現象のことである。したがって，測定された内容が「レジリエンスである」というためには，まさにその現象と測定結果との対応が示されることによって妥当性が保証されることになる。

図3-1は，困難な出来事が生じてから心理的に不適応状態に陥り，そこから回復するプロセスを図式化したものである。小塩（2012）は，困難な出来事が生起し，そこから回復するプロセスそのものについては，レジリエンスの尺度を作成して測定する必然性があるとは考えにくいと述べている。なぜなら，困

難な出来事そのものについても，回復する様子についても，既存のネガティブなライフイベントの経験を測定する尺度や，心理的適応・不適応状態を測定する尺度によって，十分に測定することができると考えられるからである。

そして，レジリエンスを測定するとは，図3-1における (e)「影響する要因」を測定することだと考えられるのである。この (e) は，レジリエンスのさまざまな部分に影響を及ぼすと考えられるが，おおよそ (b) (c) (d) に対して影響することを想定できるのではないだろうか。(a) については出来事が生じるまでの段階であり，まだレジリエンスのプロセスが開始していないと考えられるためである。(b) に影響する要因としては，困難の影響を低く見積もるような認知的スキルが想定できるであろう。また，(c) に影響する要因は，回復をより促進するような，まさに各種のレジリエンス尺度が想定する内容に相当すると考えられる。そして，(c) に影響する要因とは，より良い回復後の

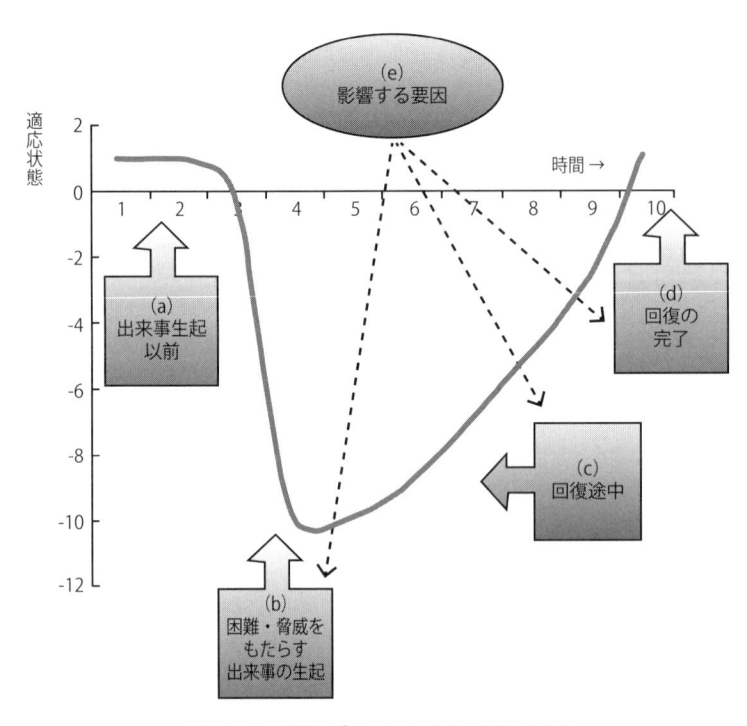

図3-1　回復のプロセス（小塩, 2012より）

適応を促すものを考えていくことができるだろう。もしかすると，(c) に影響する要因は，外傷後成長を促す要因に共通するものであるかもしれない。

最後に

　レジリエンスのプロセスが図 3-1 のように表現されるのであれば，そのプロセスを反映する複数の尺度を用意することで，レジリエンス尺度の妥当性を評価することができるはずである。たとえば，ネガティブな出来事の生起については，ネガティブなライフイベントの経験を測定する尺度を，そして適応状態については先に述べたように各種の適応状態を測定する尺度が存在する。

　そして，もうひとつ重要な要素は，時間軸である。各種のレジリエンス尺度は，いつの段階におけるレジリエンスを測定しようと試みているのだろうか。ネガティブな出来事が生じるより前に，各個人が持つ潜在的な回復力のようなものを測定しようとしているのだろうか，あるいはレジリエンスのプロセスの最中における状態のようなものを測定しようとしているのだろうか。おそらく，レジリエンスを測定する意義は，対象となる人物がレジリエンスという現象を引き起こしやすい内的特性もしくは状況にあるかどうかを評価し，レジリエンスを生じやすい状態への介入がうまくいっているかどうかを評価するところにあるのだろう（小塩, 2012）。各種レジリエンス尺度が，そのような評価に用いることができるものになっているかどうか，十分に吟味していく必要があるだろう。

　また，レジリエンスの尺度が，単に精神的健康度の高さや適応状態の良さだけでなく，本当に回復プロセスに影響するものであるかどうかを検討する必要もある。単に自尊感情や幸福感，精神的健康度の指標と関連があるからといっても，それは必ずしもレジリエンスのプロセスに影響するとは限らない。それはたとえば，数学の能力だけを測定しようとして問題を作ったのだが，実際にはさまざまな学力が混在した能力を測定する問題ができてしまったというようなものである。レジリエンスの尺度がレジリエンスの類似概念とは異なり，本当にレジリエンスそのものに影響する要因となっていることを示すことが重要である。これはなかなか難しいことだが，尺度構成上は重要な問題である。

文　献

Block, J., & Kremen, A. M.（1996）. IQ and ego resiliency: Conceptual and empirical connections and separateness. *Journal of Personality and Social Psychology*, 70, 349-361.

Bromley, E., Johnson, J. G., & Cohen, P.（2006）. Personality strengths in adolescence and decreased risk of developing mental health problems in early adulthood. *Comprehensive Psychiatry*, 47, 315-324.

Connor, K. M., & Davidson, J. R. T.（2003）. Development of a new resilience scale: The Connor Davidson Resilience Scale（CD RISC）. *Depression and Anxiety*, 18, 76-82.

Constantine, N. A., & Benard, B.（2001）. California Healthy Kids Survey Resilience Assessment Module: Technical report. Berkeley, CA: Public Health Institute.

Donnon, T., & Hammond, W.（2007）. A psychometric assessment of the self reported youth resiliency: Assessing Developmental Strengths Questionnaire. *Psychological Reports*, 100, 963-978.

Gartland, D., Bond, L., Olsson, C., Buzwell, S., & Sawyer, S.（2006）. Development of a multi-dimensional measure of resilience in adolescents:The Adolescent Resilience Questionnaire. Poster presented at the 19th Biennal Meeting of International Society for the Study of Behavioural Development（ISSBD）, Melbourne, Australia.

平野真理（2010）. レジリエンスの資質的要因・獲得的要因の分類の試み――二次元レジリエンス要因尺度（BRS）の作成　パーソナリティ研究, 19, 94-106.

Hjemdal, O., Friborg, O., Stiles, T. C., Martinussen, M., & Rosenvinge, J. H.（2006）. A new rating scale for adolescent resilience. Grasping the central protective resources behind healthy development. *Measurement and Evaluation in Counseling and Development*, 39, 84-96.

Hurtes, K. P., & Allen, L. R.（2001）. Measuring resiliency in youth: The Resiliency Attitudes and Skills Profile. *Therapeutic Recreation Journal*, 35, 333-347.

井隼経子・中村知靖（2008）. 資源の認知と活用を考慮した Resilience の4側面を測定する4つの尺度　パーソナリティ研究, 17, 39-49.

石毛みどり（2002）. 中学生におけるレジリエンス（精神的回復力）尺度の作成　お茶の水女子大学人間文化研究科平成13年度修士論文（未公刊）

石毛みどり（2004）. 中学生におけるレジリエンスと無気力感の関連　人間文化論叢, 6, 243-252.

Jew, C. J., Green, K. E., & Kroger, J.（1999）. Development and validation of a measure of resilience. *Measurement and Evaluation in Counseling and Development*, 32, 75-89.

LeBuffe, P., & Naglieri, J.（1998）. The Devereux Early Childhood Assessment. Lewisville, NC: Kaplan Press.

LeBuffe, P. A., Shapiro, V.B., & Naglieri, J. A. (2009). The Devereux Student Strengths Assessment (DESSA). Lewisville, NC: Kaplan Press.

Masten, A. S. (2001). Ordinary magic: Resilience processes in development. *American Psychologist*, 56, 227-238.

森 敏昭・清水益治・石田 潤・富永美穂子．Hiew,C. C. (2002). 大学生の自己教育力とレジリエンスの関係　学校教育実践学研究, 8, 179-187.

中村有吾・梅林厚子・瀧野揚三 (2010). 発達段階別にみた本邦におけるレジリエンス研究の動向――幼児期から青年期まで　学校危機とメンタルケア, 2, 35-46.

長尾史英・芝崎美和・山崎 晃 (2008). 幼児用レジリエンス尺度の作成　幼年教育研究年報, 30, 33-39.

小花和 Wright 尚子 (2000). 母親と幼児の心理的ストレス相互作用への介入の試み　四條畷学園女子短期大学研究論集, 34, 30-44.

小塩真司 (2012). 質問紙によるレジリエンスの測定――妥当性の観点から　臨床精神医学, 41, 151-156.

Oshio, A., Kaneko, H., Nagamine, S., & Nakaya, M. (2003). Construct validity of the Adolescent Resilience Scale. *Psychological Reports*, 93, 1217-1222.

小塩真司・中谷素之・金子一史・長峰伸治 (2002). ネガティブな出来事からの立ち直りを導く心理的特性――精神的回復力尺度の作成　カウンセリング研究, 35, 57-65.

Prince-Embury, S. (2006). Resiliency Scales for Children and Adolescents: Profiles of Personal Strengths. San Antonio, TX: Harcourt Assessments.

Reaching IN...Reaching OUT. (2010). Resilience: Successful navigation through significant threat. Report prepared for the Ontario Ministry of Children and Youth Services. Toronto: The Child & Family Partnership.
　　<http://www.reachinginreachingout.com/resources-reports.htm> (December 1, 2011)

Sanchez, H. (2006). Resiliency, assessment instruments.

高辻千恵 (2002). 幼児の園生活におけるレジリエンス-尺度の作成と対人葛藤場面への反応による妥当性の検討　教育心理学研究, 50, 427-435.

Ungar, M., & Liebenberg, L. (2009). Cross-cultural consultation leading to the development of a valid measure of youth resilience: the international resilience project. *Studia Psychologica*, 51, 259-269.
　　<http://resiliencyinc.com/assessment/> (June 26, 2012)

Wagnild, G. M., & Young, H. M. (1993). Development and psychometric evaluation of the Resilience Scale. *Journal of Nursing Measurement*, 1, 165-178.

渡邊芳之 (1995). 心理学における構成概念と説明　北海道医療大学看護福祉学部紀要, 2, 1-7.

Werner, E. E., & Smith, R. S. (1992). Overcoming the odds: High risk children from birth to adulthood. Ithaca: Cornell University Press.

3 曖昧性耐性の理論と測定

西村佐彩子

(1) 曖昧性耐性とは

 たとえば，楽しそうにあなたと会話をしている親しい友人の，その表情に一瞬の陰りが見えたとき，あなたは不安を覚えることはないだろうか。取り組み方がはっきりしない初めての課題を前にしたとき，あなたは緊張したり，不明瞭な点を明らかにしていこうとするのではないだろうか。

 これらは，日常生活で生じる曖昧な状況に遭遇したときの私たちの反応の一場面である。対人関係，学校や職場，絵画などの芸術作品，さらには今用いている言葉や，私たち自身の心に至るまで，日常のなかには多くの曖昧さが存在している。曖昧さは日常と切っても切り離せない。そして，非日常，心的外傷とかかわる体験のなかにも曖昧さは存在する。震災，事故，それに伴う喪失，先行きのわからぬ状況。自分が，大切な対象がそこに巻き込まれる，あるいはこれからどうなるかわからない——その曖昧さを前に，私たちのなかには不安や恐れをはじめ，さまざまな感情や思いがわいてくる。そして，その状況に遭遇したとき，さまざまな心理的，身体的反応が生じてくる。

 曖昧さとはなんだろうか。心理学において曖昧さは，熟知した手がかりがまったくない新しい状況，考慮すべき手がかりが多すぎる複雑な状況，個々の手がかりが異なる事態をさしている矛盾した状況，の3つに分類できる。これらはいずれも，十分な手がかりがないために適切に構造化やカテゴリー化することができない（Budner, 1962），すなわちどっちつかずな状態（北山, 1988）であるといえる。

 そして，曖昧さに遭遇したときに，私たちにはさまざまな反応が生じる。不

安が喚起されたり，回避したくなるようなネガティブな反応が生じることもあれば，曖昧なところはそのままおいておけたり，興味を持ってかかわろうとすることもある。このような曖昧さに対して生じる反応については，曖昧性耐性という概念を中心に研究が行われてきた。

曖昧性耐性とは，"刺激・事態の特徴を ambiguity という側面からとらえ，それに対する反応の相違を認知の基本的な個人差とみなす"概念である（今川，1981）。曖昧性耐性という概念は，権威主義的パーソナリティや人種的偏見の背後に，曖昧さへの耐性の低さがみられることへの着目に端を発している。そこでは，"価値判断に関して，白黒をはっきりさせようとする解決手段をとり，早急な結論に達し，しばしば現実を無視して，全体的に絶対的で明確な他者の承認や拒絶を求める傾向"という情緒的・認知的パーソナリティ変数として曖昧性耐性の低さは考えられた（Frenkel-Brunswik，1949）。曖昧性耐性の低さは，後にバドナー（Budner，1962）によって，"曖昧さを脅威の源として知覚する傾向"と再定義され，その後の研究の多くはその定義をもとにして行われている。

曖昧になってしまっている状況をそのままにせず，整理して明確化していこうとする態度は，現代社会においても求められる健康的な力でもある。しかし，そのように割り切ることができない曖昧さのほうがこの世には多いように思われる。そのような曖昧さを，強引に割り切ろうとすると疲弊し，無理に避けようとすると非常に閉塞した世界のなかに生きねばならないことになる。臨床場面では，強迫神経症者が曖昧さをこなしたいけれどもこなせないことに苦痛を味わっていることをはじめ（北山，1988），抑うつ，不安，ヒステリー，妄想といった病理にも曖昧さへの非耐性がみられることが指摘されている。また，これは大人だけの問題ではない。最近の子どもたちの曖昧さ耐性の低下が指摘されているし（近藤，2010），元来，思春期という時期における課題は曖昧さのこなせなさと密接に関連しており，そこでのつまずきが不登校といった状態に表れることも，曖昧性耐性の低さという視点から理解することができる。さらには，彼らとかかわる対人援助職者のかかわりや適応を考える視点としても着目されることもある（西村・北山，2006）。

(2) 曖昧性耐性の測定

ところで,「曖昧さ」そして「曖昧さへの耐性」という目に見えないものをどのようにとらえることができるのだろうか。臨床事例を通してそこにみられる曖昧性耐性のあり方を考察するという方法がある一方で,客観的・実証的にこの事態を取り上げて測定しようとする試みも行われてきた。

曖昧性耐性の測定については,古くは知覚的実験による手法と,自己評定式質問紙による測定の2つの方法から研究が行われている。ここでは,現在主流となっている後者の,曖昧さを知覚したときにどのように個人が反応するかについて質問紙を用いて測定する尺度研究について取り上げたい。なお,欧米および日本で作成された曖昧性耐性を測定する代表的な尺度については,表3-3にあげている。

欧米では曖昧性耐性という概念への着目に伴い,いくつかの尺度が作成されている。しかし,初期に作成されてきた尺度は内的一貫性の低さなど,研究に用いるうえでの問題が指摘されている。そのなかで,MAT-50(Norton, 1975)は信頼性と妥当性を備えた曖昧さへの耐性を測定できる尺度として最も広く用いられてきた尺度であるといえ,日本でも邦訳版を用いた研究が行われている。いずれも曖昧さへの耐性を高低の一次元で測定する尺度となっている。このように複数の尺度が作成され用いられてきているが,一方でこれらの尺度の因子構造や操作的定義の不十分さなどの問題から,異なる尺度を用いた研究結果を同じものとみなすことへの問題提起もされている(Furnham & Ribchester, 1995)。

日本における研究で使用されてきた尺度は,欧米で開発された尺度の邦訳をもとに作成されたものが中心であった(吉川,1978;今川,1981;増田,1998)。これらの尺度は,研究者によって設定された曖昧さと関連する場面(たとえば,「相手の考えの流れがつかめない」や「答えがないような問題」から「何を売っているかわからないセールスマン」まで)における耐性の低さを問う項目を中心に構成されている。しかし近年,研究のなかで曖昧さへの耐性を再定義し,予備調査で収集した反応をもとに独自に作成された項目を用いた尺度が開発されている(友野・橋本,2005;西村,2007a)。これらの尺度

表 3-3　曖昧性耐性を測定する代表的な尺度

作成者（発表年）	尺度名	項目数	特徴
O'Connor（1952）	Walk's A Scale	8項目	信頼性の不十分さなどの問題あり。
Budner（1962）	The scale of tolerance-intolerance of ambiguity	16項目	曖昧さへの非耐性の定義を明確化し、耐性・非耐性各8項目を用いて一次元で測定。
Rydell & Rosen（1966）	The tolerance of ambiguity scale	16項目	非耐性項目を中心に一次元で測定。
MacDonald（1970）	AT-20（The 20 item ambiguity tolerance test）	20項目	Rydell & Rosen の尺度に4項目を追加して改良。
Norton（1975）	MAT-50（Measure of ambiguity tolerance）	61項目	曖昧な状況を概念的に、人生観・対人コミュニケーション・公衆イメージ・職業関連・問題解決・社交・習慣・芸術の8つに分類。
吉川（1978）	MAT-50	61項目	Norton の MAT-50 の邦訳版。
今川（1981）	ATS-Ⅳ（Ambiguity tolerance scale-Ⅳ）	44項目	Budner・MacDonald・Norton・O'Connor の尺度から選定した80項目に項目分析を行い作成。
増田（1998）	心理的健康と関連する曖昧さ耐性尺度	24項目	Norton の MAT-50 のうち心理的ストレスと関連する項目で構成された短縮版。
友野・橋本（2005）	改訂版対人場面におけるあいまいさへの非寛容尺度	17項目	対人場面で生じる曖昧さに限定して耐性の低さを測定。下位尺度：初対面・半見知りの関係・友人関係におけるあいまいさへの非寛容。
西村（2007a）	曖昧さへの態度尺度	26項目	曖昧さへの肯定的・否定的態度を含む多次元的な態度を測定。下位尺度：曖昧さの享受・不安・受容・統制・排除。

は，従来は場面包括的・一次元的にとらえられてきた曖昧性耐性の測定について，それぞれ疑問を提起している。この2つの尺度の特徴と，曖昧性耐性の研究に投じた視点を紹介したい。

① 改訂版対人場面におけるあいまいさへの非寛容尺度
　　　　　　　　　　　　　　　　　　　　　　（友野・橋本，2005）

　MAT-50では曖昧な状況を概念上8つの下位カテゴリーに分類しているが（表3-3参照），その因子構造の妥当性や下位カテゴリー間の関連については，

複数の研究者によって問題が指摘されている。それを受けて，同尺度は曖昧な状況の領域を絞って検討する必要性を提示し，バドナーの定義を対人場面（他者との相互作用）に限定したうえで，対人場面で生じる曖昧さへの耐性の低さを測定する，信頼性と妥当性を備えた尺度として作成されている。曖昧さへの非寛容を，その対人関係の質により「初対面」「半見知りの関係」「友人関係」とした下位尺度からなる。後の研究では下位尺度を合算した対人場面における曖昧さへの非寛容として用いられていることも多い。

② 曖昧さへの態度尺度（西村, 2007a）
　従来の尺度は曖昧性耐性といいながらもその低さのほうに焦点が当てられてきたことに対し，耐性の高低という一次元ではなく，肯定的・否定的態度を含む多次元的な態度としてとらえなおして作成された尺度である。あえて曖昧な場面を具体的に設定せずに抽象化したうえで，それへの反応の多様性を測定しようとしており，「曖昧さの享受」「曖昧さの受容」といった肯定的な態度や，「曖昧さへの不安」という情緒的な否定的態度，「曖昧さの統制」「曖昧さの排除」という認知的な否定的態度の5つの下位尺度で構成されている。

　これらの尺度は，曖昧性耐性における重要な2つの視点を提起している。ひとつ目は，曖昧さの場面領域の質を考慮する必要性である。つまり，多様な曖昧な場面状況を包括的に想定しようとするほどに，たとえば，対人関係で相手の思惑がわからなかったり言動が矛盾するような曖昧さと，問題解決場面で手順や今後の成果がわからないような曖昧さとを同質であると考えて，耐性の低さを測定できるのかという問題が考えられる。これらの場面によって個人の反応は異なる可能性もある。改訂版対人場面におけるあいまいさへの非寛容尺度が限定する対人場面は，私たちが最もその曖昧さを体験し，影響を受ける場面であるとも考えられる。
　このように，場面によって曖昧さへの耐性が異なる可能性があるとしても，それでも私たちのなかには曖昧さの場面を超えた，ある感じ方の傾向が備わっている可能性がある。2つ目の視点は，耐性の高さと低さは一次元上にあるのか，さらにいうと「曖昧性耐性とは何か」という問題である。これについては，

次項で考えたい。

(3) 曖昧さへの耐性と適応という視点

　曖昧性耐性を測定することができる尺度が作られたことによって，曖昧性耐性の持つ特徴は，事例を通して語られるだけでなく，さまざまな要因との関連についても検討できるようになった。しかし，その研究の流れにはひとつの傾向があるようにみえる。

　先述の臨床的問題との関連をはじめ，曖昧性耐性の低さは不適応との関連の文脈で論じられることが多い。曖昧さにうまく対応できないと，問題状況に遭遇したときに対処しきれずに，適応を阻害したり，そこから回復できなくなったりすることが考えられる。実際に，曖昧性耐性の低さは，ストレスへの脆弱性を示す要因のひとつであることが指摘されてきている。たとえば，曖昧性耐性が低いと，同じように生活事件を体験してもそれをより驚異的なものとしてとらえてネガティブに評価することや（増田，1998），ストレス反応に直接影響を与えるのみならず，対人関係を放棄・崩壊させるようなネガティブ関係コーピングを介してストレス反応に影響を与えること（友野，2010）が報告されている。

　曖昧さへの耐性は適応と，非耐性は不適応と関連するという考えが前提としてあるのだが，実際には上記のように不適応要因との関連について検討した研究が大半を占めている。このように，曖昧性耐性が不適応との関連に焦点づけられてきた理由のひとつには，その定義や関心の出発にみられるように，これまで用いられてきた尺度のほとんどが，曖昧性耐性といいながら尺度の項目の大半は「曖昧さへの耐えられなさ」を問う項目であり，その「低さ」を測定する尺度であったということが考えられる。つまり，"曖昧さを脅威の源として知覚する傾向"という曖昧性耐性の低さに対して，曖昧性耐性の高さは，"曖昧な状況を好ましいものとして知覚する傾向"と定義されるが（Budner, 1962），それらは結局は一次元上のものとみなされてきたのである。

　曖昧さに耐えられることの意義や大切さについては，それを否定する人は少ないだろう。しかし，「耐えられる」とは一体どういうことなのか，「耐えられ

ない」というのは一体どういう状態なのか，ということについても十分に考えていく必要がある。このことについて，以下に述べる曖昧さへの態度尺度における多次元的な態度から見いだされた見解は，ひとつの可能性を示唆している（西村，2007ab）。

　曖昧さへの耐性の低さにあたる否定的な態度は，その反応の質によって，曖昧さに不安などの情緒的混乱や対処の難しさを感じる態度（不安），曖昧さを否定的に評価して知的に把握・対処して明らかにしようとする態度（統制），曖昧さを認めず排除して白黒をつけたい態度（排除）に分けられている。ここからでも，曖昧さに耐えられないといったときに，実にさまざまな反応が生じていることがわかる。さらに，従来の尺度（増田，1998）によって測定され，耐性の低さとして取り上げられてきたのは，このうち曖昧さへの不安にあたる耐性の低さが中心であることが示されている。そして，この側面が最も不適応と関連することが示唆されているのである。

　ここで，ひとつ疑問が生じる。曖昧さへの不安を中心とする「耐性の低さ」が適応を阻害するということが示されたことになるが，では「耐性の高さ」とは一体なんであるのかということである。従来の研究が一次元尺度を用いていたことからもわかるように，これまで曖昧さへの耐性として取り上げられてきたのは，結局，曖昧さに耐えられないということはないこと（耐性が低くないこと）であり，それが不適応を緩和・抑制することが示されたことになる。しかし，それをイコール耐性が高いといってしまってよいのかという問題がある。このことはかなり前から指摘されながらも（吉川，1986），十分に検討されずにきていた点である。

　一方で，曖昧さへの態度には，曖昧さを魅力的にとらえてかかわっていこうとする態度（享受）や，曖昧さを認めて受け入れられる態度（受容）も存在する。これらの態度は，曖昧性耐性の高さの定義と通じており，なんらかの知見を与えてくれそうだ。しかし，不安などの曖昧さへの否定的態度と比べて，曖昧さへの肯定的な態度は，必ずしも不適応を緩和・抑制する要因とはならないことも示唆されている。これは，曖昧さへの肯定的な態度は「耐性の高さ」とは異なる側面であり，適応と関連しないということなのだろうか。

　このことに対するひとつの答えとして，これまでの研究では，不適応と関連

する要因という視点から曖昧性耐性が検討されてきたために，十分な見解が得られていないということがいえよう。たとえば創造性など，適応的な要因との関連はあまり検討されてきていない。まだ十分な知見は積み重なってはいないが，曖昧さの享受は，愛着スタイルの安定型，Big Five の開放性，完全主義のなかでも自分に高い目標を課する傾向といった要因との関連がみられている。そのような適応を促進していく要因との関連についても検討していくことによって，曖昧さへの「耐性」とはなんであるのかということについて，さらなる理解が得られる可能性があるだろう。

おわりに

　苦しい体験を通して人は成長する可能性があるというとき，なにをもって成長というのだろうか。

　成長という言葉には，一見，今までできなかったことができるようになるなど，すばらしいものが手に入るようなポジティブな響きがある。しかし実際は，子どもが，あるいは大人でも，世界が万能感に満ちた理想的なものではないという現実を知り，脱錯覚（Winnicott, 1958）していくことが，成長における非常に大切なプロセスとなる。また，外傷体験には重要な対象の喪失が伴う。精神分析では，そこでの過程を喪の作業として昔から重視してきた。それは，その喪失を受け止め，失くしたものをいたみ，それに伴う情緒を過大でも過少でもなく体験していけるようになる過程である。それは，理想を取りもどすのでも喪失によって生じた苦痛をかき消すのでもなく，生きていくことであり，当事者にとっても援助者にとっても，そのさなかはどこにたどりつくのかわからない曖昧さのなかでの作業となる。曖昧さへの耐性は，そのような意味での成長に，ひとつの役割を担うのではないかと思われる。

　そこでいう耐えられることとはどういうことをさすのだろうか。曖昧さに不安を感じないことは，たしかに不適応的な心の苦痛を緩和する。しかし，不安を感じながらも，そのどうにもならない曖昧さを排除してしまわずに持ちこたえられる力がそこでは求められるかもしれない。それは曖昧さへの態度のバランスであるのか，それともそれでは測れないものなのか。曖昧さへの耐性への

第3章 PTGとその周辺

問いは続いていくだろう。

文献

Budner, S. (1962). Intolerance of ambiguity as a personality variable. *Journal of Personality*, 30, 29-50.

Frenkel-Brunswik, E. (1949). Intolerance of ambiguity as an emotional and perceptual personality variable. *Journal of personality*, 18, 108-143.

Furnham, A., & Ribchester, T. (1995). Tolerance of ambiguity: A review of the concept, its measurement and applications. *Current Psychology: Developmental, Learning, Personality, Social*, 14, 179-199.

今川民雄 (1981). Ambiguity Tolerance Scale の構成 (1)——項目分析と信頼性について　北海道教育大学紀要第一部C教育科学編, 32, 79-93.

北山 修 (1988). 心の消化と排出——文字通りの体験が比喩になる過程　創元社

近藤 卓 (2010).「死ね」「うざい」と口にする子——あいまいさ耐性を高めよう　児童心理, 917, 86-90.

MacDonald, A.P. (1970). Revised scale for ambiguity tolerance. *Psychological Reports*, 26, 791-798.

増田真也 (1998). 曖昧さに対する耐性が心理的ストレスの評価過程に及ぼす影響　茨城大学教育学部紀要（人文・社会科学・芸術）, 47, 151-163.

西村佐彩子 (2007a). 曖昧さへの態度の多次元構造の検討——曖昧性耐性との比較を通して　パーソナリティ研究, 15, 183-194.

西村佐彩子 (2007b). 曖昧さへの態度と関連要因の検討——完全主義傾向・Big Five との関連　日本心理学会第71回大会発表論文集, 63.

西村佐彩子・北山 修 (2006). 目に見えない仕事の「曖昧さ」と「多義性」のこなし方　臨床心理学, 6(5), 38-43.

Norton, R. W. (1975). Measurement of ambiguity tolerance. *Journal of Personality Assessment*, 39, 607-619.

O'Connor, P. (1952). Ethnocentrism, "intolerance of ambiguity" and abstract reasoning ability. *Journal of Abnormal and Social Psychology*, 47, 526-530.

Rydell, S. T., & Rosen, E. (1966). Measurement and some correlates of need-cognition. *Psychological Reports*, 49, 139-165.

友野隆成 (2010). 対人場面におけるあいまいさへの非寛容と特性的対人ストレスコーピングおよび精神的健康の関連性　社会心理学研究, 25, 221-226.

友野隆成・橋本 宰 (2005). 改訂版対人場面におけるあいまいさへの非寛容尺度作成の試み　パーソナリティ研究, 13, 220-230.

Winnicott, D. W. (1958). Collected papers: Through paediatrics to psycho-analysis. London: Tavistock.
　（ウィニコット，D. W.　北山 修（監訳）(2005). 小児医学から精神分析へ　岩崎学術出版社）
吉川 茂 (1978). Ambiguity Tolerance と創造性に関する一研究，教育学科研究年報, 4, 47-58.
吉川 茂 (1986). 曖昧さへのトレランス-イントレランスの基本的相違点に関する研究　人文論究, 35, 94-121.

4 PTG 研究の今後の展望

近藤　卓

　わが国では，1995年の阪神・淡路大震災とオウム真理教による地下鉄サリン事件をひとつの契機として，PTSD（Posttraumatic Stress Disorder; 心的外傷後ストレス障害）についての関心が急激に高まった。PTSDが心配されたのは，直接被災したり被害にあった人々だけではない。そうした人々を支援する対人援助職やボランティアの人々，そしてメディア情報などを通して間接的に影響を受けた人々の心の状態にまで視野を広げて，これまで研究や実践がなされてきた。

　そうした状況のなか，2011年3月11日に東日本大震災が発生し，いち早くPTSDに注意が向けられ，その対応について多方面から注意が喚起された。そのこと自体，誤解を恐れずにいえば，ある意味では不幸中の幸いともいえる展開であった。文部科学省をはじめ各地の行政機関だけでなく，多くの支援団体，各種の学会などから支援のマニュアルや指針が発表され，PTSDの発見やその対応について，ある程度行き届いた配慮がなされたといえよう。

　しかし一方で，PTSDへ注意が向けられるなかで，たとえば第2章の1でも触れられているように，すべての子どもたちがPTSDを発症するのではないかと過敏になる学校現場もあり，事態を必要以上に悲観的にとらえて，まったく希望が見いだせないような状況も生まれていた。

　本書を企画したのは東日本大震災の発生以前のことであったが，ある意味で時宜を得た書物となったのではないかと自負している。

　もとより，深刻な外傷体験をしてもPTGが起こるから安心してよいなどという，楽天的・楽観的な見方を主張しているわけではない。長い年月をかけたもがきと苦しみの中での格闘の日々があることは間違いがないが，未来に希望

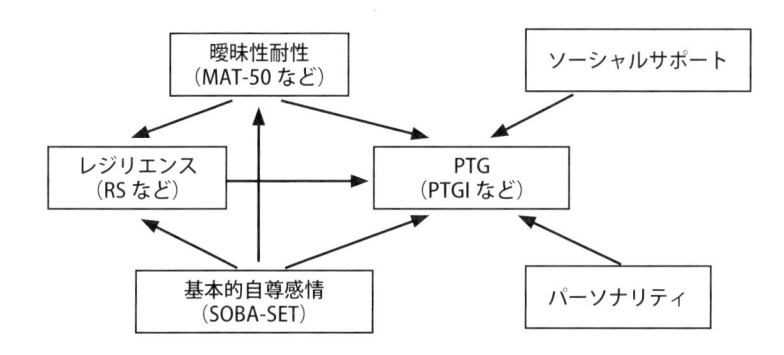

図3-2 PTGを取り巻く諸概念の関係モデル

がないわけではないということを示したいというのが，編者の願いである。

　第3章の1でも述べられているように，不用意にPTGを語るべきではないかもしれない。それは，まさに外傷体験後の苦しみの渦中にある人にとって，「人は苦しみを乗り越えて成長することができるはずだ」とか，「なぜあなたは成長しようとしないで苦しんでばかりいるのか」などと迫ることにもなりかねないからである。

　繰り返しになるが，PTSDというネガティブな現象とPTGというポジティブな現象のどちらかへ私たちの心が向かうわけではない。それらは，場合によっては区別できないほどに併存しつつ発現する。そして，その渦中にある人は，もがき苦しみながら格闘する日々を過ごしていくのである。

　本節では，ここまで詳しく触れずに議論してきたASD，PTSDの概念を整理してPTGと関連づけるとともに，曖昧性耐性とレジリエンスがPTGとどう関連するかについても整理してみたい。

　筆者としては，今のところ図3-2に示したようなモデルを想定して，PTGと各概念の関係性を今後検討していきたいと考えている。ただ，これまで用いられてきたPTGの概念をそのまま踏襲していくことでよいのかどうか，議論の余地があるように感じている。本節の最後の部分では，そうしたことも含めて，PTG研究の今後の展開について議論することとする。

(1) ASD と PTSD

　東日本大震災で直接被災した人々は，身体的な安全を脅かされる危機的状況に陥っているだけでなく，精神的な安心が損なわれ，さらには社会的に不安定となる大きな困難に直面している。一方，直接的な被災をしていなくても，私たちはさまざまな形で，震災の影響を間接的に身をもって感じている。そこでの子どもの反応は，身体的な危機や社会的な困難としてよりは，心の健康問題として顕著に表面化してくるように思われる。

　自分自身や誰かの命にかかわるような，恐ろしい出来事に直面したり目撃したりしたとき，心に生じるのが ASD（Acute Stress Disorder; 急性ストレス障害）である。この障害は，事件や事故の直後から始まり，2日から4週間ほど続き，発症率は 15 ～ 30 ％だといわれている（American Psychiatric Association, 2003）。

　症状としては，孤立感，現実感の消失，夢，錯覚，フラッシュバック，強い不安症状，睡眠障害，集中困難，過度の警戒心，過剰な驚愕反応などがある。恐ろしい体験をしたら，誰にでも生じるというわけではないが，逆に目撃したことによって生じることもある。たとえば，テレビなどで繰り返し津波や火災の様子を見た子どもは，いわば疑似体験をしたとも考えられる。親や家族とともにその恐怖感を体験した子どもに，こうした症状が出ないとは限らない。

　PTSD は近年広く知られるようになってきた。この障害は，前記の ASD と同様な体験によって発症するとされている。ただ，症状が最低1か月以上続くことが診断の基準になるので，事件や事故の体験から1か月以内にはこの障害の診断はつかないことになる。

　つまり，事件や事故の後1か月が経過するまでは，症状によっては ASD と診断され，さらに一定の症状が続くときに，初めて PTSD と診断される。発症率は 30 ～ 50 ％以上といわれ，かなりの高率といえる（American Psychiatric Association, 2000　高橋他訳　2004）。

　症状としては，ASD と重なる部分が多いが，とくに重要なのは，事件や事故による外傷体験が，再体験されつづける点にある。

　子どもの場合，事件や事故から連想されることを表現する遊びを繰り返した

り，はっきりとしない恐ろしい夢を繰り返し見たりする。さらには，その出来事が今また起こっているかのように，行動したり感じたりすることもある。

その多くは3か月以内に始まるとされているが，数か月後あるいは数年後に発症することもある。そうした意味では，体験後間もない時期に大丈夫だったからといって，安心することができないということであり，息の長い，心のケアと対応が望まれる。

(2) 過酷な体験後の成長

人はつらく苦しい体験をすると，誰でもが心に障害をもつことになるわけではない。それは，前述のようにASDやPTSDの発症率からもわかることである。また，そうした症状を呈した場合でも，その状態に永久にとどまりつづけるわけではない。大多数の人たちが，やがてその障害を乗り越えていくし，むしろ以前にもまして人間的成長を遂げることさえある。

そうした現象は，これまで文学や芸術あるいは宗教の主要なテーマであった。過酷な境遇に置かれ，悲惨な体験をした主人公が，やがて立ち上がり前進していく描写に，私たちは希望と勇気を感じ取って，そうした物語を受け入れてきたのではないだろうか。

近年，そうした過酷な境遇を乗り越え成長していくという事態を，心理学的，医学的そして科学的な研究の俎上に乗せようという動きが始まっている。それが本書のテーマであるPTGであり，次の4つの側面でとらえられると考えられている。①他者を信頼し，その関係がより緊密になる，②新たな可能性を信じるようになる，③人間としての強さを感じるようになる，④人生に対する感謝の気持ちが強くなる。

どうして，ある人はPTSDに陥り，他の人はPTGを遂げるのだろうか。もちろん，PTSDに陥った人がそこからいつまでも抜けられないということではないし，PTGを遂げる人が落ち込んだりしないというわけではない。単調な道を歩んで成長を遂げるわけではなく，本書でもここまでに何度も述べられてきているように，人々はもがき苦しみながら，それでも前に進んでいくというのが現実である。

ただ、子どもたちのこれから先の長い人生を考えたときに、過酷な体験がPTGにつながることを願わずにはいられない。第1章の1のモデル（図1-2）でも示したように、そのために必要なことは、周りの信頼できる人の存在であり、そうした人たちとの感情の共有であろう。皮肉なことではあるが、未曾有の出来事によって、まれにみる貴重な体験の共有がなされたともいえる。

そうしたなかで、孤立することなく、不安や恐れを身近な信頼できる人と共有できたとき、自分の感じ方はこれでいいのだ、自分はこのままでいいのだというようにして、自分を根底から受け入れる基本的自尊感情が育まれることになるのではないだろうか。そして、子どもたちは外傷体験を通して成長するきっかけをつかむことができるのかもしれない。

(3) 曖昧性耐性

私たち人間は、地球の支配者であるかのようにふるまっている。人為的・人工的な事柄と自然現象を区分けして、あたかも自分自身がこの宇宙での特別な存在であるかのようである。しかし、実は私たち自身も、宇宙にある無数の存在のひとつにすぎない。言い換えれば、地球上の生き物の一種にすぎず、大自然の一部分をなしているだけである。つまり、私たちの心身の働きも「自然現象」なのである。雨や風、太陽や月の動きといった自然現象をどうにもできないのと同様に、「自然現象」である私たちの心身の働きも、本来どうにもできないはずなのである。

人前で緊張したり、試合や試験であがったりするのも、自然現象なのである。森田療法などでは、そうした人の心の内の「自然現象」をどうにかしようとするのではなく、自然体であるがままにまかせるというように発想を転換して、神経症の治療に生かそうとしている。

私たちは五感を通して、外界とかかわっている。視覚でいえば、人工的な明かり、とりわけこれまで地球上に存在しなかった蛍光灯やLEDなどの照明は、とても刺激的である。聴覚では、数百ワット、数キロワットの出力の拡声装置から発せられる大音響は、やはりこれまで体験したことのない刺激に満ちている。嗅覚では、芳香剤という強い匂いのもとが、少なからぬ家庭に置かれてい

る。触覚では、低反発素材という、これまた不思議な手触りの物体がある。味覚では、口に入れた途端にはじけて、これまでに体験したことのないような刺激に満ちたキャンディーなどが、子どもの人気を得たりしている。

　たとえば、まばゆいばかりに輝く大都会の刺激的な照明と、夜空を切り裂く落雷の閃光とに根本的な違いはあるのであろうか。ロックコンサートで使われる大音響装置から発せられるバスドラムの重低音と、雷鳴の轟きの違いはどうであろう。いずれも、五感で感じ取られることには変わりない。はたして、そこに違いはあるのであろうか。あるとすれば、その違いはなんであろう。

　刺激の強さや激しさでは、人工的な装置は今や自然現象に負けていないように感じられる。しかも、雷のように天空に広がる大がかりな「仕掛け」を用いずとも、人間は本当に小さな装置で驚くほどの効果を出すことができるようになった。しかし、人工的なものと自然現象との違いは歴然として存在する。その最も大きな違いは、「ゆらぎ」であろう。不安定さといってもいいかもしれないし、予測不能性といってもいいかもしれない。まったく同じ明るさや強さはなく、毎回微妙に違いがあるのが自然現象である。

　人工的な装置でも、その工夫はされている。身近にある扇風機の操作盤をみると、「1/fゆらぎ」というスイッチがある。自然の風に近い、予測不能な風が送られてくるというのである。しかし、どれほど精巧にプログラムしても、それは自然の風とはほど遠いものである。扇風機の風は、必ず扇風機から吹いてくるが、自然の風はどの方向から吹いてくるかわからないという点で、まったく違うといっていいであろう。言い換えれば、扇風機の風は、少なくとも扇風機から吹いてくるという点では、完全に予測可能な現象だということなのである。

　このように、予測可能な環境に暮らしている私たちは、予測不能であったり不安定であったり、ゆらぎのあるものに対して、しだいに不慣れになってきた。想定内の出来事には対処可能だが、想定外の事態が起こると応用が利かない。ゆらぎのあるものへの耐性を、失いつつあるようなのである。こうした、いわば曖昧な状況に対する耐性の低さについて、すでに半世紀ほど前から心理学者は注目していた。

　ある心理学者は、権威主義者の特徴として次のような傾向を見いだしたとい

う。「対称性，熟知性，明確さ，規則性に対する過度の好み，白か黒か式の解決，過度に単純化された二分化，あれかこれかという無条件の解決，早すぎる終結，固執，ステレオタイプの傾向」(増田，1998)。

権威主義者だけでなく，近代社会では多かれ少なかれこうした性格特性が歓迎されるようになり，社会全体が曖昧性を排除する方向に進んできた。チャーリー・チャップリンが映画『モダンタイムス』で近代工業社会の非人間性を風刺したのが，1936年のことであるから，半世紀以上前から，あるいは産業革命のころ，つまり200年ほど前から，すでにこうした「曖昧性」に非寛容な傾向は生まれていたのかもしれない。産業革命以後の近代工業がめざしたのは，規則的で単一化，均一化された大量生産だったからである。

つまり近代社会は，「曖昧性」をいかに排除するか，という方向性をめざしていた。それを極限まで突き詰めたところに生まれた工業製品は，今の私たちの生活を確実に支えてくれている。それらは日常生活を取り巻くあらゆる物事にいきわたっていて，工業製品などの物質的なものにとどまらず，食料品や人が提供するサービスにまで浸透しているのである。

(4) レジリエンス

異端を排除・攻撃するいじめも，KY（空気が読めない）を嫌うのも，曖昧性に対する非寛容の結果であるともいえるであろう。味方か敵か，良い人か悪い人か，かわいいかかわいくないか，おいしいかまずいか，そうした「過度に単純化された二分化」によって世界を分けてしまおうと，子どもたちも含めてあらゆる人々が強迫的になっている。

実際のところ，味方でもなく敵でもない，良い人とも言えないが悪い人というわけでもない，かわいいというほどでもないがかわいくないわけでもない，おいしいとは言えないがまずいわけではない，そうしたもので世界の大半は埋め尽くされている。

つまり，世界は両極端の1か0かだけで，その中間的な存在が許されないのではなく，1と0の間は，無限の微妙に違いのある存在で埋め尽くされている。1に限りなく近い0.99999…もあるし，0に限りなく近い0.00000…もある。そ

れらの間に、無数の存在がある。つまり、1でもなく0でもない、曖昧な存在に満ち満ちている。

だとすれば、たとえば0.5558から0.5557に低下しても、その後また0.5558にもどったり、0.5559と前より得点が上がることもありうるし、それはそれほど大変なことではないように思われる。ところが、1と0しか存在しないとすれば、これは大変な違いである。1は10集めれば10になるのに、0はいくつ集めても、その和は0でしかない。絶対的な違いがあるのである。0と1の間には、埋めても埋め尽くせない深い溝がある。

ネガティブな体験をしたときに、そこから立ち直るための精神的な回復力のことをレジリエンスという。より具体的には、肯定的な未来志向性、感情の調整、興味・関心の多様性、忍耐力という4つの要因によって構成される心理特性とされている（小塩ら，2002）。

レジリエンスは、「1か0しかない世界」、もっと正確にいえば「1か0しかないと考えている（感じている）人たちの世界」では意味をなさない。先ほどみたように、1と0の間には越えられない深い溝があるからである。

もし子どもたちが、「この世界は1か0しかない」と考えている（感じている）としたら、大問題である。本来、強いレジリエンスを有しているとしても、それは機能しないからである。まず私たち自身が、そして子どもたちが、この世界は1か0だけの世界ではなく、無限の曖昧な存在に満ち満ちているということを、しっかりと身にしみてわかっていなければならない。それはいうまでもなく、曖昧な状態に耐えられる力をもつ、ということにほかならない。

(5) デジタル・ネイティブの子ども

曖昧性耐性を高めるには、どうすればいいのであろうか。また、本来子どもたちがもっているレジリエンスを機能させるためには、どうすればいいのであろうか。実は、その答えは、はっきりしている。それは、曖昧な環境に身を置く時間を多くすることである。予測不能で、想定外の事態がいつ起こるかわからない、そんな環境である。

生まれながらにデジタルなものに囲まれた、いわばデジタル・ネイティブの

子どもたちを取り巻く世界の大半は，実は相変わらずアナログのままなのである。しかし，子どもたちはデジタル・ネイティブなので，身の回りにあるアナログな存在には気づけないし，世界は読み取れない。したがって，それは存在しないに等しいということになっている。

日本語・ネイティブの私たちが，英語を身につけるのと同じような困難がそこにはある。しかしその場合も，答えははっきりしている。24時間365日英語に囲まれた生活をすれば，瞬く間に英語は身につく。したがって，デジタル・ネイティブの子どもにアナログな感性を身につけさせるには，アナログなものに囲まれた生活をして，デジタルなものを排除すればいいということである。

しかし，実際にはそれは困難である。では，どうすればいいのであろうか。いちばん手軽で実現可能性が高いのは，身近な人間関係を利用する方法である。デジタルな人間関係は，密着か疎遠，親しくするか他人となるか，この両極端つまり1か0かのやり方である。こうした両極端は，ある意味で安定しており，余計な気をつかう必要もなく，エネルギーも少なくてすむ。不登校や引きこもりは，アナログな人間関係に疲れて疎遠の位置，つまり0の位置に身を置いて，エネルギーを蓄えている状態とも考えられる。

通常の人間関係は，親友というわけでもないが他人というわけでもない，その中間の微妙な位置を流動的に変化するものである。つまり，アナログな関係なのである。言葉遣いや表情や身振り手振りなど，あらゆることに神経を使い，微妙な距離感を保つことで人間関係は成り立っている。相当にエネルギーを使う作業なのである。学校や地域など，身近なところでアナログな関係を体験させることこそ，子どもたちにとって今一番必要なことかもしれない。

そもそも，現代社会は曖昧性を嫌う社会だといえる。それは，大量生産大量消費の流れの中で工業製品を生み出すシステムとして，必然的に生まれた傾向である。数多くの，それぞれが別個に作られる，図面と寸分違わぬ部品を組み合わせることによって，あらゆる工業製品は生み出される。

今や，家屋でさえ事前に工場で作った部材を，現地で組み立てる形式のプレハブ（prefabrication）のものが当たり前になっている。大まかに切断した材木を突き合わせて，現地でノミやカンナで削って組み立てていくような手法は，影をひそめている。場合によっては，木材が月日の流れの中で反ったり縮んだ

りすることを見越して,「曖昧」に組み合わせる工法さえあった（今でもあるのかもしれないが）という。

　先にも述べたように，産業革命以後の近代工業社会において必要とされたのが，そこで成功するための権威主義者の性格傾向であった。これこそ，まさに曖昧性に逆行する，曖昧性を許さない性格傾向である。そして，こうした性格傾向を有することが成功の必要条件となり，それがしだいに社会全体に蔓延していったのだと考えられる。そして社会全体が，曖昧性を残す余地をなくしていってしまったのである。

(6) 子どもにとって身近な曖昧な場所

　かつて古い家には，玄関の引き戸を開けると，広い土間があった。家の内のようでもあるが，外と同じ土でできた床なので，外のようでもある。雨戸を開け放てば縁側があり，その内側に障子で隔てた座敷があった。縁側は外の空気と一体となれる場所だが，家の内ともいえる。そうした，内でもあり外でもある空間によって，家は近隣とつながっていた。つまり，ウチともソトともいえる曖昧な空間によって，人と人は結びついていたのである。

　しかし今や，家は外界と隔絶した空間を形成している。シャッター式の雨戸とペアガラスの窓で，完全密閉されたウチなる空間は，外とのつながりは皆無である。ウチともソトともいえるような曖昧な空間は，現代の家には存在しない。

　ここまで考えてきて，さらに誤解を恐れずにいってしまえば，子どもの身近にある保健室は学校における「曖昧な空間」なのかもしれない。また，学校によっては心の教室やいこいの広場，オープンルーム，カウンセリング室など，さまざまな場所が「曖昧な空間」の役割を果たしているのかもしれない。

　物理的には確かに学校の内にあるのだが，成績評価などから自由な場所であるという意味では学校の外にある，昔の家屋の土間や縁側のような存在なのかもしれない。靴を脱いで，家の中に入っていくことには覚悟がいる。けれども，土間までなら気軽に入れる。土間からなら，いつでもソトへ出ることができるからである。ウチに入ることに抵抗を感じていても，土間までなら安心して入

っていける。縁側にちょっと腰かけて，ウチの人と話をする。ウチの人も，縁側に出てきてソトの人と会話を楽しむ。教室に入ることは難しくても，「曖昧な空間」である保健室では安心していられるのである。

　保健室でアナログな体験をさせるには，どんな方法があるだろうか。土間や縁側は，ウチの人とソトの人の出会う場所である。保健室には，保健室登校や不登校（いわば一時的にソトの人になっている子どもたち）だけでなく，頻回利用の児童・生徒や，さらには通常の保健室利用者や保健委員の子どもたちも出入りしていることであろう。

　もちろん，子どもたちだけでなく，先生方も出入りするであろう。さまざまな人たちが混在するなかで，互いの距離が常に流動的に変化していく。密着（1・オン）か疎遠（0・オフ）の両極端，つまりデジタルな関係ではいられない。1でもなく0でもない微妙な位置，つまり互いがアナログな関係でかかわり合わざるをえない。

　子どもたちでごった返した混沌とした保健室の中でこそ，現代社会では貴重なものとなったアナログ体験ができるかもしれない。かつては，日常的にそうした体験が身近にあった。異年齢の子ども集団で，おにごっこやかくれんぼ，チャンバラごっこやままごと遊びが，飽きもせず延々と日々繰り返されていた。なぜ飽きなかったかといえば，アナログだったからなのかもしれない。どんなに精巧に作られていても，デジタルなゲームは有限のパターンの繰り返しにすぎない。アナログな状態は，まったく同じことは絶対に繰り返されない。アナログは永遠なのである。

(7) 今後の展望

　筆者が中高生だったころ，今は亡き父親に繰り返し聞かされてうんざりした言葉に，「苦あれば楽あり」というものがある。父親の言いたいことは，子どものころに一所懸命勉強しておけば，それが今「苦」と感じられても，やがて大人になったときに「楽」に変わるという意味合いであった。つまり，「苦は楽の種」ということなのであろう。

　しかし，生意気盛りの少年であった筆者にとっては，今こそが大切なのであ

って，今が「楽」でなければ何の意味もない，そんな強い思いで反発していたのであった。今遊ばずに，大人になって遊んでなんになるというのだ。今エレキギターを弾きたいし，今オートバイに乗りたい，そして今目の前の女の子と仲良くなりたいのだ。「苦あれば楽あり」には，65歳になろうというこの年になっても，無条件に同意することはできないという思いがある。

ただ，この言葉を「苦があっても，楽もあるよ」とか，逆転して「楽あれば苦あり」として「楽ばかりではなく，世の中には苦もあるよ」という意味ととらえれば，わからないでもない。確かに，長年生きていると，実感として「楽」もあれば「苦」もあると感じられるからである。

まさに，「禍福は糾える縄の如し」というように，この世はより合わせた縄のように幸福と不幸が入れ替わり立ち替わり現れ，それらが一体となっているかのように感じられる。

「艱難辛苦汝を玉にす」ともいうが，「玉」つまり立派な存在になることを明確に意図して，覚悟のうえで「艱難辛苦」に立ち向かうのであれば，少しばかり話は違ってくる。しかしながら，なんの心の準備もないところへ，いきなり「艱難辛苦」に襲われたのでは，たまったものではない。「はいそうですか」と，その苦しみを受け入れるわけにはいかない。ましてや，横から「ここでその苦しみに耐えて，成長を遂げなさい」などといわれたら，誰でもが怒りだすのではないだろうか。

中高生のころの筆者は，いってみれば「玉」になる覚悟も明確な目標もない状態だった。そこへ父親から「苦労を買ってでもしろ」などといわれたので，バイクに乗ってエレキギターは背負っても，「苦」を背負い込む気にはならなかったのであろう。

日本の社会は，「水に流す」「ご破算にする」「ちゃらにする」「白紙にもどす」「なかったことにする」といった言葉が示すように，混乱や間違いがあってももとのきれいな状態にもどしてやり直そうとすることに対して，受容的な文化であるように思われる。同様の表現は，「大目に見る」「目こぼしする」「見過ごす」「聞き流す」など，いくつもみられる。

また，苦しいことでもがまんを続ければいつかは良い状態になるかもしれないという意味の，「石の上にも三年」や「石にかじりついても」のような，耐

えることを美徳とする風土もある。

　さらには，「起き上がり小法師」や「七転び八起き」のように，何度転んでもまたもとの状態にもどろうとする意志を重んじる意識もある。「起死回生」や「返り咲き」に始まり，「立て直す」「盛り返す」「巻き返す」「挽回する」などの言い回しや，単純に「復元」「復旧」「復興」「再興」「再建」などの言葉も日常的にしばしば目にし耳にする。

　こうして日本語の表現をみてくると，その基本的な考え方には，おしなべて，倒れても押しつぶされてももとの状態にもどることが大切なことである，という主張が通奏低音として流れているように感じられる。強風を「柳に風」と受け流したり，竹がしなって復元するような生き方が尊重されているのではないだろうか。

　柳も竹も，強風やさまざまな外圧に対してそうした対処をしながらも，内なる成長の力によって地道な成長を続けているのは当然である。まさに，強風という「禍」と，成長という「福」は，より合わされた縄のように一体となって同時に存在しているのである。「禍」が襲ったあとに，それをバネとして「福」が到来する，という発想とは違うように考えられるのである。

　現代社会では，日常生活においても，失敗や挫折からなにかを学んで成長することが望まれている。成長こそが，私たちに課せられた最大の達成課題のようにさえ感じられる。映画の『ロッキー』のように，これでもかと打たれてたたきのめされながら何度でも立ち上がり，やがて勝利を得るという成功物語を期待されているかのようである。

　しかしながら『寅さん』のように，何度失恋し失敗を繰り返しても，そこから学習もせず，かといってめげることなくまた新たな旅に出る，そんな生き方が私たちの文化にはなじむのかもしれない。寅さんも，たしかに恋する人と別れることはつらいことであったろう。楽しかった日々を思い出しては涙し，うわさを耳にしては胸をかきむしられ切ない思いに苦しむ。しかし生きてさえいれば，前を向いて歩いてさえいれば，やがて再び出会うことができるのかもしれない，そう思って新たな旅へと出て行ったのではないだろうか。

　強風に対しては竹のようにしなやかになびいて，揺れ動きながらも自分を保つ。そして同時に，内なる力によって脈々と地道に経験を積み重ねながら前へ

進んでいく。そんな「私たちのPTG」を模索していくことが，これからの私たちの課題なのかもしれない。

文　献

増田真也（1998）．曖昧さに対する耐性が心理的ストレスの評価過程に及ぼす影響　茨城大学教育学部紀要，47号，151-163．

小塩真司・中谷素之・金子一史・長峰伸治（2002）．ネガティブな出来事からの立ち直りを導く心理的特性――精神的回復力尺度の作成　カウンセリング研究，35（1），57-65．

American Psychiatric Association（2000）. Diagnostic and statistical manual of mental disorder (4th ed. text rev.). American Psychiatric Association.
　　（アメリカ精神医学会　高橋三郎・大野　裕・染矢俊幸（訳）（2004）．DSM Ⅳ TR精神疾患の診断・統計マニュアル（新訂版）　医学書院）

索 引 (50音順)

/ あ 行 /

IES-R (Impact of Events Scale-Revised;改訂出来事インパクト尺度)　109
曖昧さ　192
　　——への態度　198
　　——への態度尺度　196
曖昧性　208
曖昧性耐性　193, 203, 206
　　——の測定　194
　　——の高さ　197
　　——の低さ　193, 197
曖昧な空間　211
曖昧な状況　15
アセスメント　74
遊び　14
新しい可能性　95
アティッグ (Attig, T.)　52
アナログ　18, 210

生き抜く力　120
生きる意味　70
意識障害　72
石の上にも三年　213
遺族　70
一進一退　166
意図的思考　90
意図的熟考　175
いのちの教育　7

意味づけ　66
因子構造　173

victim　124
ウォーデン (Worden, J. W.)　51
うつ病　73

ASD (Acute Stress Disorder;急性ストレス障害)　2, 204
ADEC (Associatioin for Death Education and Counseling;死の教育とカウンセリング学会)　4, 19
エクササイズ　16
SRG (Stress Related Growth;ストレス関連成長)　29, 81, 136
SOSE　34
SOC　29
遠隔的文化　171

オウム真理教　202
オープンルーム　160, 162, 165
起き上がり小法師　214
小塩真司　29, 36
恩恵知覚 (Benefit Finding)　87, 109

/ か 行 /

外傷後成長尺度 (PTGI)　8, 108, 170

索引

外傷後の成長　22
外傷体験　204
外傷的出来事　123
ガイダンス　66
改訂出来事インパクト尺度（IES-R）　109
回復力　18
カウンセリングルーム　161
獲得される要因　184
学級要因　150
学校心理士　45
禍福は糾える縄の如し　213
からだのおかしさ　136
カルホーン（Calhoun, L.）　4, 19, 50
関係存在の苦痛　92
関係の構築　64
看護師　58
看護師個人の喪失・悲嘆との重なり　61
がん終末期患者にみられるPTG　88
感動物語　11
感動を求める動物　11
艱難辛苦汝を玉にす　213
寒冷昇圧試験　139
緩和ケア　86

危険（リスク）因子　183
疑似体験　134
傷ついた内なる子ども　125
基本的自尊感情　21, 206
QOL（Quality of Life；生活の質）　147
QOLAS（Scales of Quality of Life for Adolescent Students；思春期生活いきいき感（QOL）尺度）　147
急性ストレス障害（ASD）　2, 204
教育相談コーディネーター　45
教育復興担当教員　43, 45, 46
共感　20
共感的な理解　80
凝集性　16
共有体験　34
近接的文化　170

苦痛　83
苦は楽の種　212
Growth　166

経験からの学び　84
権威主義者　207

交互作用　149
高次神経活動　140
肯定的幻想　178
go/no-go実験　140
コーピング方法　66
QOLAS（Scales of Quality of Life for Adolescent Students；思春期生活いきいき感（QOL）尺度）　147
告知　86
互恵性　80
心の傷　122
心のケア担当教員　43, 46
個人内要因　184

217

索 引

個人の力　95
子どもの死の認識の発達　131
子どもの性的虐待サバイバー　124
近藤 卓　36
困難　12

/さ 行/

罪悪感　72
再被害体験　125
survivor　124
サバイバー・アイデンティティ　124
サポート　66

CCSS（Childhood Cancer Survivor Study）　111
時間存在の苦痛　92
自己高揚　179
自己身体肯定感　154
自己認知　66
自己卑下　179
自殺　73
思春期危機　146
思春期生活いきいき感（QOL）尺度（QOLAS）　147
自尊感情　134
実感調査　137
死の教育とカウンセリング学会（ADEC）　4
死の認識と衝撃　88
死の不可逆性　132
死の普遍性　132
死別への二重過程モデル　52
社会的・基本的自尊感情尺度（SOBA-SET）　31
社会的自尊感情　22
社会に認められない（公認されない）悲嘆　63
周囲から提供される要因　184
重回帰分析　35
宗教　175
シュット（Schut, H.）　52
準外傷体験　125
衝撃度　176
小中移行期　148
小児がん経験者　107
剰余意味　187
諸行無常　9
自律神経機能　139
自律存在の苦痛　92
事例　161, 162, 164, 165
震災後　165
震災体験　39, 40, 42, 43, 45
心疾患　73
心身反応　123
人生に対する感謝　96
身体機能の停止　132
心的外傷後ストレス障害（PTSD）　2, 19, 48, 122, 159, 177, 204
心的外傷後成長（PTG）　2, 19, 48, 87, 108, 159, 162, 166, 170
侵入的思考　90
侵入的反復的熟考　175
心理的なもがき・苦悩　88

睡眠障害　73
睡眠リズム　142
スクールカウンセラー　158

218

スクールカウンセリング　160
ストレス　3, 164, 165
ストレス関連成長（SRG）　29, 81, 136
ストレス反応（Posttraumatic Stress Disorder/Symptoms；PTSD/PTSS）　107
ストレッサー　3, 136
ストローブ（Strobe, M. S.）　52
スピリチュアル　21
　――な変化　95

生活の質（QOL）　147
精神的回復力　184
精神的な回復　22
成長　18, 165
性的虐待サバイバー　120
セルフケア　66
専門職としての自尊心の喪失　62

喪失　12, 58
喪失経験　77
喪失体験　30
ソーシャル・キャピタル（社会関係資本）　127

/ た　行 /

体験型のプログラム　16
対人援助職　202
大震災　27, 159, 164
第二次性徴　146, 152
　――に対する受容感　153
　――の発現タイミング　153

宅 香菜子　4, 36
他者との関係　95
脱錯覚　199
妥当性　187

地下鉄サリン事件　202
中1ギャップ　148
中核的信念　177
長期化した喪失　80

DSM-Ⅳ-TR　2
諦観　82
適応障害　73
適度なストレス　13
デジタル　18
デジタル・ネイティブ　209
デス・エデュケーション　7
テデスキー（Tedeschi, R.）　4, 19, 50
転機　176

東北地方太平洋沖地震　38
トラウマ　122
トラウマティックな体験　9

/ な　行 /

納得感　89
七転び八起き　214

二元論　9
二次的受傷　179
認知活動　172
認知的な処理プロセス　83

索 引

/は 行/

バック・トランスレーション　9
阪神・淡路大震災　38, 39, 40, 45, 46, 202
阪神大震災　41
反すう　5, 172, 175
伴走者　71
ハンドルの遊び　14

BASE　34
PTSD（Posttraumatic Stress Disorder；心的外傷後ストレス障害）　2, 19, 48, 122, 159, 177, 204
PTG（Posttraumatic Growth；心的外傷後成長）　2, 19, 48, 87, 108, 159, 162, 166, 170
PTGI（Post Traumatic Growth Inventory；外傷後成長尺度）　8, 108, 170
PTGI-J　30
PTG理論モデル　172
東日本大震災　39, 44, 45
被災　164
悲嘆　58, 71
　　──の蓄積　63
　　──の表現　63
人対人としての関係　60
非日常　144
　　──的な場面　27

復興教育　45
不登校　158, 166

プライマリーナーシング　61
ブラックボックス　82
フラッシュバック　120
フランクル（Frankl, V. E.）　21
フランツ（Franz, T. T.）　49
プロセス　81, 82
文献研究　23
分散分析　149

別離　12
Benefit Finding（恩恵知覚）　87, 109

防災教育　40, 42, 43
防災教育専門推進員　43, 45
保健室　211
ポジティブ心理学　174
ポジティブな変化　5
ボス（Boss, P.）　51
ボランティア　202
本来感　29

/ま 行/

マズロー（Maslow, A.）　21
慢性疾患　77

見捨てられ感　89

メラトニン　142

喪の作業　199
モラトリアム　15
森田療法　206

220

/や 行/

ヤヌスの顔　178

養育者　6
予期悲嘆　61

/ら 行/

Reaching IN…Reaching OUT（RIRO）　185
量的研究　23
relational imbalance（関係性の不均衡）　124

理論的構成概念　187

ルール　15

レジリエンス　18, 183, 203, 208
レジリエンス要因尺度　184

ローゼンバーグ（Rosenberg, M.）　29

/わ 行/

world assumption　89

編者紹介

近藤　卓（こんどう・たく）

1948 年生まれ。東海大学文学部心理・社会学科および大学院文学研究科臨床心理学系教授。子どもといのちの教育研究会・会長，日本学校メンタルヘルス学会・理事，日本学校保健学会・理事。専門は健康教育学，臨床心理学。臨床心理士，学術博士。高等学校の教諭を約 10 年間勤めた後，東京大学大学院教育学研究科博士課程満期退学。ロンドン大学精神医学教室客員研究員，群馬大学，立教大学などの講師の後，東海大学に勤務。今に至る。約 30 年間にわたってスクールカウンセラーを務め，現在も継続中。

主な著書：『自尊感情と共有体験の心理学』金子書房　2010，『死んだ金魚をトイレに流すな』集英社　2009，『いのちの教育の理論と実践』（編著）金子書房　2007，『お父さんは，子どもを守れるか？』（共編著）日本文教出版　2007，『「いのち」の大切さがわかる子に』PHP 研究所　2005，『パーソナリティと心理学』（編著）大修館書店　2004，『いのちの教育』（編著）実業之日本社　2003，『社会的ひきこもりへの援助』（共著）ほんの森出版　2002，『いのちを学ぶ・いのちを教える』大修館書店　2002，『生活カウンセリング入門』大修館書店　1998，『人間関係論』（共著）医学書院　1997

執筆者一覧 (執筆順)

近藤　　卓 (こんどう・たく)	東海大学文学部心理・社会学科教授
我妻　則明 (あづま・のりあき)	岩手大学教育学部特別支援教育科教授
米田　朝香 (よねだ・あさか)	東海大学文学部心理・社会学科講師
下稲葉かおり (しもいなば・かおり)	モナシュ大学看護・助産師学科講師 日本プログラムコーディネーター Lecturer, Japanese program coordinator School of Nursing and Midwifery, Monash University, Australia
松原　芽衣 (まつばら・めい)	北里大学大学院医療系研究科医療心理学博士課程
大西　秀樹 (おおにし・ひでき)	埼玉医科大学国際医療センター精神腫瘍科教授
飯牟礼悦子 (いいむれ・えつこ)	聖セシリア女子短期大学幼児教育学科専任講師
中尾　正寿 (なかお・まさとし)	ＮＴＴ東日本関東病院精神神経科心療内科病棟看護主任
上別府圭子 (かみべっぷ・きよこ)	東京大学大学院医学系研究科家族看護学分野教授
北山　秋雄 (きたやま・あきお)	長野県看護大学大学院里山・遠隔看護学分野主任教授
竹内　幸江 (たけうち・さちえ)	長野県看護大学准教授
野井　真吾 (のい・しんご)	日本体育大学体育学部健康学科教授
青木　亜里 (あおき・ありす)	公立小学校養護教諭
弓田　千春 (ゆみた・ちはる)	東海大学文学部心理・社会学科講師
宅　香菜子 (たく・かなこ)	オークランド大学心理学部アシスタントプロフェッサー Assistant Professor, Department of Psychology, Oakland University, USA
小塩　真司 (おしお・あつし)	早稲田大学文学学術院准教授
西村佐彩子 (にしむら・さやこ)	京都教育大学教育学部講師

※所属・肩書などは 2013 年当時のものです。

PTG　心的外傷後成長──トラウマを超えて

2012 年 9 月 28 日　初版第 1 刷発行
2018 年 12 月 17 日　初版第 3 刷発行

［検印省略］

編著者　近藤　卓
発行者　金子紀子
発行所　株式会社　金子書房

〒112-0012　東京都文京区大塚 3-3-7
TEL　03-3941-0111（代）
FAX　03-3941-0163
振替　00180-9-103376
URL http://www.kanekoshobo.co.jp

印刷／藤原印刷株式会社
製本／株式会社宮製本所

© Taku Kondo et al. 2012
Printed in Japan
ISBN978-4-7608-3252-1　C3011